FACULTÉ DE MÉDECINE DE PARIS

Année 1904

THÈSE

N° 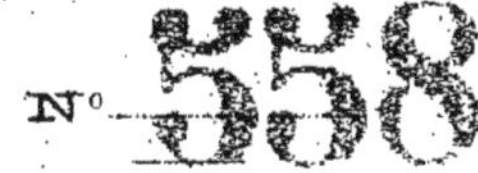

POUR

LE DOCTORAT EN MÉDECINE

Présentée et soutenue le Vendredi 22 Juillet 1904, à 1 heure

Par Charles BILLAUD
Né à La Verrie (Vendée), le 9 avril 1878
Ancien interne des Hôpitaux de Nantes.

CONTRIBUTION A L'ÉTUDE DES

Syndrômes du Cône Terminal et de l'Épicone

Président : M. DEJÉRINE, professeur.
Juges : MM. GAUTIER, POUCHET, professeurs.
DESGREZ, agrégé.

PARIS
IMPRIMERIE DE LA FACULTÉ DE MÉDECINE
Henri JOUVE
15 — Rue Racine — 15
1904

FACULTÉ DE MÉDECINE DE PARIS

Année 1904 **THÈSE** N°

POUR

LE DOCTORAT EN MÉDECINE

Présentée et soutenue le Vendredi 22 Juillet 1904, à 1 heure

Par CHARLES BILLAUD

Né à La Verrie (Vendée), le 9 avril 1878

Ancien interne des Hôpitaux de Nantes.

CONTRIBUTION A L'ÉTUDE

DES

Syndrômes du Cône Terminal
et de l'Épicone

Président : M. DEJÉRINE, professeur.

Juges : MM. GAUTIER, POUCHET, professeurs.

DESGREZ, agrégé.

PARIS

IMPRIMERIE DE LA FACULTÉ DE MÉDECINE

Henri JOUVE

15 — Rue Racine — 15

1904

UNIVERSITÉ DE PARIS — FACULTÉ DE MÉDECINE

Doyen : M. DEBOVE.

Professeurs

	MM.
Anatomie	P. POIRIER.
Physiologie	CH. RICHET.
Physique médicale	GARIEL.
Chimie organique et chimie minérale	GAUTIER.
Histoire naturelle médicale	BLANCHARD.
Pathologie et thérapeutique générales	BOUCHARD.
Pathologie médicale	HUTINEL. BRISSAUD
Pathologie chirurgicale	LANNELONGUE.
Anatomie pathologique	CORNIL.
Histologie	MATHIAS DUVAL
Opérations et appareils	RECLUS.
Pharmacologie et matière médicale	POUCHET.
Thérapeutique	GILBERT
Hygiène	CHANTEMESSE.
Médecine légale	BROUARDEL.
Histoire de la médecine et de la chirurgie	DEJERINE.
Pathologie expérimentale et comparée	N...
Clinique médicale	HAYEM. DIEULAFOY DEBOVE. LANDOUZY.
Clinique des maladies des enfants	GRANCHER.
Clinique de pathologie mentale et des maladies de l'encéphale	JOFFROY.
Clinique des maladies cutanées et syphilitiques	GAUCHER.
Clinique des maladies du système nerveux	RAYMOND
Clinique chirurgicale	TILLAUX. LE DENTU TERRIER. BERGER.
Clinique ophthalmologique	DE LAPERSONNE.
Clinique des maladies des voies urinaires	GUYON.
Clinique d'accouchement	PINARD. BUDIN.
Clinique gynécologique	POZZI.
Clinique chirurgicale infantile	KIRMISSON.

Agrégés en exercice.

MM.	MM.	MM.	MM.
ACHARD.	DUPRÉ.	LEGRY.	RIEFFEL, Chef des travaux anatomiques
AUVRAY.	FAURE.	LEGUEU.	TEISSIER.
BESANÇON.	GOSSET.	LEPAGE.	THIERY.
BONNAIRE.	GOUGET.	MARION.	THIROLOIX.
BROCA (Auguste).	GUIART.	MAUCLAIRE.	THOINOT.
BROCA (André).	HARTMANN.	MERY.	VAQUEZ.
CHASSEVANT.	JEANSELME.	POTOCKI	WALLICH.
CUNÉO.	LANGLOIS.	RÉMY.	WALTHER.
DEMELIN.	LAUNOIS.	RENON.	WIDAL.
DESGREZ.		RICHAUD	WURTZ.

Par délibération, en date du 9 décembre 1798, l'Ecole a arrêté que les opinions émises dans les dissertations qui lui seront présentées, doivent être considérées comme propres à leurs auteurs et qu'elle n'entend leur donner aucune approbation ni improbation.

AUX MÉMOIRES

DE MON PÈRE ET DE MA GRAND'MÈRE

A MA MÈRE ET A MON FRÈRE

A MES PARENTS

A MES AMIS

A MES MAITRES

MESSIEURS LES PROFESSEURS

DE L'ÉCOLE DE MÉDECINE DE NANTES

MESSIEURS LES MÉDECINS ET CHIRURGIENS

DES HOPITAUX DE NANTES

A MON CHER MAITRE :

MONSIEUR LE DOCTEUR MIRALLIÉ

Professeur d'Hygiène et de Médecine légale à l'École de Médecine
de Nantes,

Médecin de l'Hospice Général.

Dont nous ne saurions oublier les magistrales leçons et l'affectueuse bienveillance.

Témoignage de profonde reconnaissance et de sincère attachement.

A MON PRÉSIDENT DE THÈSE :

MONSIEUR LE DOCTEUR DÉJERINE

Professeur d'histoire de la Médecine à la Faculté de Paris,
Médecin de l'Hospice de la Salpêtrière,
Chevalier de la Légion d'honneur.

Hommage respectueux.

AVANT-PROPOS

Avant de commencer ce travail, nous avons à cœur d'adresser un témoignage de gratitude toute particulière à quelques-uns de nos maîtres auxquels nous sommes restés plus spécialement attachés :

Tout d'abord à M. le professeur A. Malherbe qui fut toujours pour nous, un Directeur aussi bienveillant qu'un maître éclairé.

A M. le professeur Pérochaud avec qui nous fîmes nos premières armes en médecine, et dont nous avons toujours conservé le plus vivant souvenir.

A MM. les professeurs Leduc, Rappin, Guilbaud et A. Monnier, en qui nous avons trouvé des maîtres si éminents et toujours si prodigues à notre égard de leurs bienveillants conseils.

Que M. le professeur Montfort veuille bien accepter l'expression de nos remerciements pour les soins qu'il nous a donnés, alors qu'au début de nos études la maladie nous forçait à abandonner momentanément son service.

Qu'à ce même titre M. le docteur Bécigneul veuille bien accepter le témoignage de notre plus vive reconnaissance.

Enfin, que nos très sympathiques et si sincères amis, le docteur Labeyrie et notre collègue Henrot nous permettent de leur offrir l'assurance de notre éternelle gratitude, pour le dévouement avec lequel, alors que nous étions gravement atteint une autre fois encore, ils nous ont prodigué leurs soins si empressés, grâce auxquels nous pouvons aujourd'hui leur adresser ce témoignage d'une vieille et sincère affection.

CHAPITRE PREMIER

HISTORIQUE

L'étude des syndromes *du cône terminal et de l'épicône* est de date tout à fait récente puisqu'en 1893 Bechterew ne considérait pas possible le diagnostic clinique entre les lésions du cône et celles des racines avoisinantes.

M. le professeur Raymond, au cours de trois leçons sur les affections de la queue de cheval, déclarait, en 1895, que l'étude des lésions de cette région n'existait qu' « à « l'état tout à fait embryonnaire dans quelques traités « didactiques consacrés à l'étude des maladies du sys- « tème nerveux ».

C'est cependant à cet auteur qu'il faut arriver pour trouver une ébauche de la question. C'est lui et son élève Dufour qui, les premiers, ont commencé à séparer les lésions du cône de celles des nerfs de la queue de cheval. Auparavant, on n'avait sur ce point que des données plus ou moins confuses ; de sorte qu'il est possible aujourd'hui en envisageant les choses d'une façon rétrospective, de diviser schématiquement l'histoire du cône terminal et de l'épicône en trois étapes que nous allons passer en revue.

Dans la première, qui pourrait vraisemblablement commencer avec Fellner en 1882, (et c'est déjà remonter relativement bien loin, car à cette époque on ne fait que soupçonner l'existence de quelque chose, totalement inconnu du reste, qui semble se rapporter à ce que plus tard on a délimité et désigné sous le nom de cône médullaire) pour se continuer avec Feré, Gegenbauer, Debierre, Tillaux, etc.; on ne parle guère que d'une délimitation anatomique de la portion terminale de la moelle, et encore tous ces auteurs ne sont pas d'accord. Mais pour ce qui est de la symptomatologie à laquelle peut donner lieu une lésion de cette région, elle est tout à fait obscure et bien incomplète. Aucun de ces auteurs du reste ne songe à ce moment à décrire un syndrôme spécial. Chacun signale lorsqu'il en a l'occasion, tel ou tel phénomène qui l'a frappé, qu'on ne sait à quelle lésion se rapporter et se contente généralement d'émettre une idée vague, toujours suivie d'un point d'interrogation. Il faut véritablement, comme nous le déclarons quelques lignes plus haut, les communications de M. le professeur Raymond et la thèse de Dufour pour jeter un certain jour et un jour nouveau sur la question.

Avec ces auteurs nous arrivons à ce que l'on pourrait appeler la seconde étape, celle qui laisse une certaine part à la clinique et à l'expérimentation.

Nous sommes en 1894 et, à cette époque seulement, Grasset et Raymond les premiers considèrent comme possible le diagnostic entre les lésions de la queue de cheval et celles du cône terminal, mais ils ne dissimulent pas que ce diagnostic est difficile.

Dufour fit le premier travail d'ensemble sur la question dans sa thèse inaugurale et ouvrit ainsi le champ aux études sur ce point.

Il différencie, autant qu'il est possible à cette époque, les lésions centrales des lésions des nerfs périphériques. Courtade et Guyon, puis Cestan et Babonneix, ainsi que de Massary et d'autres, apportent à différentes reprises des faits susceptibles de préciser divers points. Enfin, en 1901, de Fleury (de Bordeaux) reprend la question et met au point la symptomatologie des lésions du cône terminal, ne fait que soupçonner le syndrome de l'épicône, déjà décrit par Minor (de Moscou) l'année précédente, au Congrès de Paris 1900.

A la suite de la communication de ce dernier auteur, nous sommes amenés à envisager une autre division dans le segment inférieur de la moelle, celle de l'épicône. A partir de ce moment nous sommes dans ce que nous avons décidé d'appeler la troisième étape.

La communication de Minor semble, jusqu'à présent, être restée sans écho. Nous n'avons en effet retrouvé aucune autre observation ayant trait soit à la délimitation de l'épicône, soit à sa symptomatologie.

Nous n'avons malheureusement nous-même pas eu

l'occasion d'observer de malade atteint de lésion de cette portion de la moelle ; nous ne pouvons donc que rappeler dans cet ordre d'idée les observations de Minor. Nous nous efforcerons, à l'aide de ces observations, ainsi qu'avec celles que nous avons recueillies chez différents auteurs sur le cône, et aussi avec les nôtres personnelles sur le même sujet, de préciser la symptomatologie rective des lésions du cône et de celles de l'épicône, et de montrer qu'entre ces deux types extrêmes il existe des formes transitoires.

CHAPITRE II

ANATOMIE

Dans l'anatomie du segment inférieur de la moelle, il est utile d'envisager les limites de *la queue de cheval, du cône* et de l'*épicône*, leur étendue et leurs relations avec les corps vertébraux ainsi que les diverses localisations fonctionnelles, sensitives et motrices, qui se rattachent à chacune de ces régions, en même temps que le territoire innervé par les racines lombaires et sacrées.

Si les auteurs sont tous à peu près d'accord, du moins faut-il le reconnaître, aucun n'est tout à fait fixé. Cela tient évidemment à ce que si la conformation macroscopique du segment inférieur de la moelle est connu depuis longtemps, l'étude de ses divisions, de leurs fonctions et de leurs lésions est de date tout à fait récente puisqu'il faut arriver en 1895, avec Raymond pour en voir la première ébauche.

En 1883, en effet, Féré renonce à suivre un nerf musculaire jusqu'à son origine, parce que arrivé à une certaine hauteur, il forme avec d'autres nerfs « un réseau inextricable, dit-il, d'où il est impossible de rien démêler ».

L'année suivante, Tillaux entrevoit d'une façon générale les désordres fonctionnels produits par une lésion au niveau de telle ou telle vertèbre :

A la XIIe dorsale correspond une paralysie du plexus sacré.

A la XIe une paralysie des plexus lombaires et sacrés.

A la Ve une paralysie du plexus lombaire, du plexus sacré et de la paroi abdominale.

Une fracture au niveau de la Ire dorsale paralyserait les régions précédentes et remonterait jusqu'aux régions intercostales.

Au niveau des VIe et VIIe cervicales on observerait la paralysie des plexus sacrés et lombaires, de la paroi de l'abdomen et des régions intercostales.

Voilà pour l'appareil moteur, mais de la sensibilité, il n'est point question et nous ne sommes pas beaucoup plus avancés, lorsqu'en 1886 dans *son Traité d'anatomie médicale du système nerveux*, Féré déclare qu'à partir du renflement lombaire les nerfs qui partent de la moelle sont ceux qui vont innerver le membre inférieur.

C'est aussi l'opinion de Gegenbauer qui nous dit qu'à partir du renflement lombaire situé à la partie inférieure de la moelle, celle-ci s'amincit de plus en plus pour former ce qu'on appelle le cône terminal. Et il ajoute que le renflement lombaire correspond aux points d'origine des nerfs destinés au membre inférieur.

Le premier cependant, il nous apprend, que la moelle épinière ne s'accroît pas pendant la vie fœtale avec la même rapidité que le canal sacré, et qu'à la naissance, le cône terminal n'occupe plus que la partie supérieure de ce canal et ne dépasse même pas la région lombaire; il s'arrête à peu près au niveau de la première ou de la deuxième vertèbre de cette région.

« Le cône terminal, ajoute t-il, est tout entier enve-
« loppé dans les méninges médullaires. Seul le filum
« terminale qui prolonge le cône n'est entouré que dans
« une partie de son étendue. »

Le premier aussi, Gegenbauer, nous donne quelques renseignements sur la structure histologique de la moelle et du cône : « A partir du cône terminal, écrit-il, la
« texture de la moelle est plus simple. Elle établit une
« sorte de transition entre la moelle et le filum. Autour du
« canal central se trouve une couche de substance grise
« formant surtout un prolongement de la substance géla-
« tineuse centrale. Çà et là existent encore des cellules
« ganglionnaires isolées. Le tout est recouvert d'un pro-
« longement de la pie-mère spinale. »

Enfin en 1893 seulement Debierre, de Lille, à la suite de quelques expériences, sur le lapin, nous donne un vague schéma des localisations sensitivo-motrices de la partie de la moelle située au-dessous du renflement lombaire, qu'il appelle encore *renflement crural*, parce qu'il donne naissance aux nerfs du membre inférieur.

Pour lui :

Le centre génito-spinal, serait au niveau de la IVe lombaire.

Le centre de l'érection, dans la moelle lombaire, les fibres motrices viendraient des 3e et 4e nerfs sacrés.

Le centre ano-spinal, serait également dans la moelle lombaire.

Le centre vésico-spinal, au dessous du précédent.

Et il nous rappelle qu'à la suite d'une hémisection de la moelle au niveau de la XIIe dorsale chez le cobaye, Brown-Séquard vit survenir de l'analgésie localisée à la face et au cou, ce qui tendrait à définir une limite bien nette entre le cône terminal, et la portion de la moelle située au-dessus. Cette façon de voir se trouverait confirmée par V. Gehuchten qui pense que « le renflement « lombaire correspond exactement aux endroits où la « moelle épinière fournit les nerfs periphériques pour les « membres thoraciques et les membres abdominaux. »

Comme on le voit par ce qui précède, si nous avons quelques renseignements sur les fonctions de la partie inférieure de la moelle, ces notions sont bien vagues et ne nous permettent point de trancher cette question, à savoir : quelles sont les limites du cône terminal ; ce cône a-t-il des fonctions bien définies et provoque-t-il en cas de lésion sur son trajet des troubles fonctionnels ou organiques particuliers.

C'est avec Dufour qu'apparaît seulement en 1896, dans sa thèse de doctorat, le premier travail d'ensemble sur la question, capable de jeter quelque lumière sur ce point obscur et on peut dire totalement inconnu.

Il admet comme ses devanciers que le cône terminal commence au renflement lombaire pour se continuer jusqu'au coccyx par l'intermédiaire du filum terminal qui lui fait suite, et ajoute que « contre le filum terminal s'accolent les nerfs coccygiens dont le premier seul est accessible à la dissection, les autres n'étant décelés que par « le microscope, exception faite pour le deuxième qu'il « est parfois possible de disséquer ».

Il rappelle que pour Krause la limite supérieure du cône se trouvait au niveau du cinquième nerf sacré, que pour Charpy c'était au niveau du premier coccygien, dans le plan qui sépare ce nerf du cinquième sacré ; et enfin pour Raymond au-dessus de l'émergence des quatrième et cinquième paires sacrées.

Quant à lui, il estime qu'il n'est pas possible avec les renseignements fournis par l'anatomie, sur la distribution motrice, sensitive et viscérale des nerfs rachidiens, « de « différencier le rôle de chaque racine et donne le tableau « suivant de la motilité pour les parties qui relèvent de « la même innervation radiculaire. »

Muscles.

Plexus	Racines	Muscles		
Plexus lombaire	2e racines 3e lombaires 4e	Psoas-iliaque		
		Pectiné		
		Adducteurs		
		Droit interne		
		Quadriceps de la cuisse		
		Obturateur externe		
Plexus sacré	4e racines 5e lombaires 1re 2e racines 3e sacrées 4e	Tous les muscles de la jambe, du pied et de la face postérieure de la cuisse	4es racines 5es lomb.	Muscles moyen et petit fessier
		Fessier (grand)		
		Pelvi-trochantérien		
		Obturateur externe		
		Sphincter anal		
		Releveur anal		
		Bulbo-caverneux		
		Ischio caverneux		
		Transverse du périnée		
		Ischio clitoridien		
		Constricteur du vagin		
Plexus sacro-coccygien	4e racines 5e sacrées 1re coccygienne	Sphincter de l'anus		
		Ischio-coccygien		
		Quelques filets aux faisseaux inférieurs du grand fessier		

Au point de vue de la sensibilité, il se range à l'avis de Testut dont il emprunte le schema que nous faisons suivre et dont voici la légende :

Plexus lombaire — hachures longitudinales.
— sacré — — transversales.
— sacro-coccygien — quadrillé.

Les parties laissées en blanc entre les lignes pointillées, correspondraient à l'innervation du rameau fessier du grand abdomino-génital, du femoro-cutané et du rameau crural du génito-crural, fournis par les première et deuxième racines lombaires que nous n'avons pas à étudier ici.

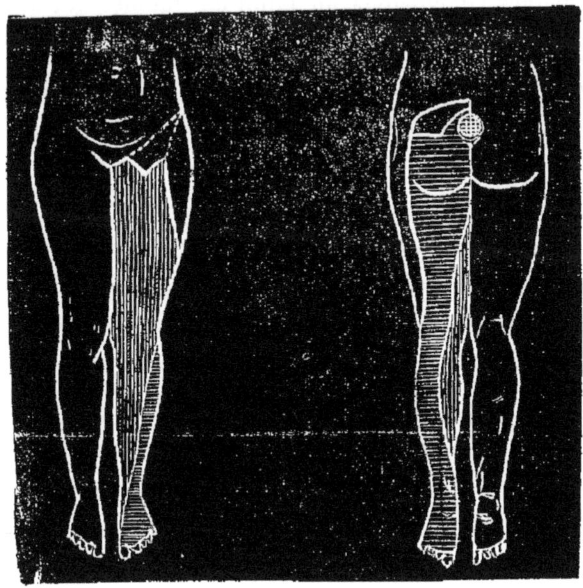

« Les branches lombaires donnent des rameaux vascu-
« laires ; forment les plexus lombo-aortique, et mésenté-
« rique inférieur destiné à la moitié gauche du gros intes-
« tin et au rectum.

« Les branches sacrées fournissent directement l'inner-
« vation : des corps spongieux, des corps caverneux, du
« bulbe du vagin, de la muqueuse, de l'anus et de l'urèthre ;
« par les troisième et quatrième nerfs sacrés : celles des
« parties latérales du rectum, du bas-fond de la vessie ; et
« par le plexus hypogastrique : des filets vasculaires, l'inner-
« vation de la vessie, du rectum, de la prostate, des vési-
« cules séminales, du vagin, de l'utérus. »

De Fleury, qui reprend la question 5 ans plus tard, admet les mêmes conclusions au point de vue des localisations fonctionnelles, et relate les conclusions de Raymond et Grasset qui fixent la limite supérieure du cône immédiatement au-dessous de la troisième paire sacrée. V. Gehuchten et De Neef, à la même époque, soutiennent la même opinon, à savoir que le cône terminal n'est formé que par les deux derniers segments sacrés et le segment coccygien se basant sur cette raison qu'il ne peut commencer que là « où la substance grise ne possède plus aucune « localisation relative aux muscles des membres infé- « rieurs ».

Tout dernièrement M. le professeur Raymond dans un article du Handbuch der Pathologischen, Anatomie der Nervensystems (Manuel d'anatomie pathologique du système nerveux) publié sous la direction de Flateau, Jacobson et Minor, rapporte ce qui suit : « Muller, dit il, a constaté que la section de la moelle depuis le point d'origine de la deuxieme paire sacrée jusqu'en bas, présente une structure très différente si on la compare aux parties placées au-dessus.

De même le développement de la substance grise, montre une disproportion très grande eu égard à la substance blanche. Les cornes antérieures ici sont grandes, épaisses, arrondies en avant et ne montrent aucune encoche latérale, en opposition manifeste avec la configuration, de la substance grise de la région supérieure de la moelle sacrée.

Les cornes postérieures sont cintrées par le développement extraordinaire de la substance gélatineuse. Les cornes antérieures ne contiennent pour ainsi dire pas de grosses cellules ganglionnaires. Par contre la zone comprise entre les cornes antérieures et postérieures contient de nombreuses cellules multipolaires, relativement d'une circonférence très étendue, et dont le nombre diminue de haut en bas. Les cornes postérieures et la substance gélatineuse sont semées de petites cellules rondes sans prolongements.

En outre, à partir de l'endroit où les grosses cellules ganglionnaires des cornes antérieures deviennent plus rares et où les cellules de la zone intermédiaire apparaissent en grand nombre, la commissure grise postérieure disparaît. Les faisceaux qui constituent les cordons postérieurs rayonnent toujours de plus en plus en avant, à mesure que l'on se rapproche davantage de l'extrémité inférieure du cône ; les cordons postérieurs s'épuisent ainsi progressivement. Les cordons antéro latéraux présentent le même aspect que dans les régions plus élevées de la moelle, on ne trouve aucune trace du faisceau pyramidal croisé.

Les racines antérieures sont grêles et peu nombreuses; il est impossible de les suivre à travers les fibres de la substance blanche. Par contre les racines postérieures sont fortes, et se montrent en grand nombre. Par place, on peut suivre les fibres des cordons postérieurs qui vont directement dans les racines postérieures. »

« Depuis les expériences classiques de Longet, de Cruveilhier on admet qu'un couteau introduit entre les corps des 1re et 2e vertèbres lombaires, sectionne la moelle à la base du cône terminal. Ces faits conservent encore aujourd'hui toute leur exactitude. »

Il rappelle en outre « que le cône est entouré par les racines inférieures de la queue de cheval, c'est-à-dire par les racines des quatre dernières paires lombaires et des cinq paires sacrées. Par suite toute pression qui viendra agir sur l'extrémité inférieure de la moelle de dehors en dedans, donnera des manifestations morbides relevant en partie des affections de la queue de cheval, en partie du cône : une semblable compression peut être donnée par une lésion de la dure-mère (pachyméningite).

A son extrémité inférieure le cône s'allonge jusqu'à l'extrémité du coccyx sous forme d'un cordon mince (filum terminale, ligament coccygien ou ligament caudal). Ce filum terminal est entouré par la dure-mère jusqu'à la hauteur de la deuxième vertèbre sacrée ; on lui distingue donc une partie intradurale (filum interne) et une partie extradurale (filum externe). La partie supérieure du filum interne est formée par la structure de la moelle, en d'autres termes c'est le prolongement du eône. Mais pour ce qui concerne la nature et la structure du filum externe, on n'est pas d'accord, les uns pensent qu'il s'agit de vaisseaux très grêles entourés de pie-mère; d'autres (Charpy), le considèrent comme un prolongement de la dure-mère. »

Brœutigam admet que le cône medullaire se termine progressivement dans le filum terminale sans avoir présenté de renflements ou du moins ces renflements sont si minces qu'ils échappent à l'œil nu. Il pense que le cône comprend simplement les trois derniers nerfs sacrés et le nerf coccygien; sa longueur alors serait de deux centimètres deux dixièmes, et nous donne au point de vue de la constitution histologique, les détails suivants que nous reproduisons textuellement :

« Prédominance de la substance grise, organe très « vasculaire ne renfermant pas de substance gélatineuse « de Rolando ; la grosseur du canal central fait ressem- « bler le cône terminal à la moelle fœtale. Les cellules de « la corne postérieure sont peu développées, celles de la « corne antérieure sont au contraire très développées.

« Les fibres de la commissure grise postérieure compren-
« nent trois trousseaux :

« 1° Un large trousseau va du reticulum d'un côté à
« celui du côté opposé ;

« 2° Un trousseau plus fin contourne le bord médian
« de la corne postérieure et le bord postérieur de la
« commissure grise ;

« 3° Des fibres fines isolées occupent la partie antérieure
« du gros trousseau de la commissure grise. Le large
« trousseau (postero moyen de Schaffer) pénètre dans les
« segments les plus postérieurs du cordon latéral, parfois
« même de la région de la zone marginale de Lissauer.

« Le cordon postéro-latéral de Schaffer (n° 2) va en
« partie, chez le coq au bord médian de la corne posté-
« rieure. Le trousseau postéro-ventral (Schaffer), occupe le
« bord dorsal du canal central (trousseau n° 3). Il existe
« aussi des fibres radiculaires postérieures dont la por-
« tion latérale traversant la corne postérieure va au seg-
« ment le plus postérieur du cordon latéral ; leur portion
« moyenne se rend dans la corne antérieure. Leur portion
« médiane (interne) va dans le segment interne de la corne
« postérieure.

« La commissure antérieure après entrecroisement se
« dissocie graduellement sur les côtés du cordon anté-
« rieur et se termine dans le cordon latéral. ».

Quant au filum, dit encore Raymond, il est comme le cône entouré par la queue de cheval, et particulièrement des quatre et cinquième paires sacrées et des nerfs coccygiens, c'est-à-dire des racines qui partent du cône; il est alors facile de comprendre qu'une tumeur du filum interne, en comprimant les nerfs ci-dessus, doit *a priori*, donner les mêmes symptômes qu'une lésion de la partie la plus inférieure de la moelle.

M. le professeur Raymond conclut en disant « qu'un processus destructif qui se limite au cône et ne dépasse pas ses limites extérieures, doit donner des symptômes qui se déduisent de la destruction des nerfs qui siègent ici, et des centres placés dans la partie inférieure de la moelle. »

De plus, ces mêmes symptômes peuvent être produits par un processus morbide placé plus bas dans le canal, là où les corps issus du cône terminal existent seuls.

D'autre part, une lésion extraspinale, placée dans le canal vertébral à hauteur du cône, peut simultanément agir sur les nerfs de la queue de cheval (c'est-à-dire sur les 2e, 3e, 4e et 5e paires lombaires) et sur les 1re, 2e, 3e, 4e et 5e paires sacrées. Les premières naissent du renflement lombaire, les autres du cône. Cliniquement, il n'est pas impossible de séparer la pathologie du cône de celle de la queue de cheval, mais souvent elles se mélangent d'une façon complète et empiètent l'une sur l'autre. »

Voilà donc exposées les différentes conceptions anatomiques sur les limites du cône terminal, qui nous permettent de dire enfin quelles sont les idées classiques et admises à l'heure actvelle à ce sujet.

« Le cône terminal, d'après V Gehuchten et Labous-« hine, comprend au point de vue anatomique comme au

« point de vue clinique les trois derniers segments sacrés « et le segment coccygien. Il est indépendant de l'innervation motrice et sensible des membres inférieurs et « renferme le centre anal, le centre vésical et le centre « des fonctions sexuelles. Ce sont les limites proposées « par Raymond et par son élève Dufour et admises par de « Fleury, Brœutigam, V. Gehuchten et aussi par Minor « (de Moscou) »

Nous allons aborder maintenant l'anatomie de l'épicône, mais auparavant nous allons placer ici un tableau des localisations fonctionnelles du segment inférieur de la moelle, emprunté à de Fleury.

Sensibilité.		*Motricité.*
Partie supérieure de la cuisse et de la jambe	1er segment sacré	Obturateur interne jumeaux gr. fessier
Vessie et partie supérieure du gros intestin. Partie externe de la jambe et du pied	2e segment sacré (érection)	Muscles du mollet gastro-cnémien, soléaire, tibial antr. péroniers
Peau du pénis et de la partie moyenne du scrotum - muqueuses uréthrale, vésicale, rectale.	3e segment sacré (éjaculation)	Ischio et bulbo-caverneux.

Sensibilité.		*Motricité.*
Peau du périnée et du scrotum	4ᵉ segment sacré (vessie)	Detrusor vesicœ
Peau de l'anus	5ᵉ segment sacré (anus)	Sphincter externe Releveur de l'anus
Peau de la région coccygienne	Segment coccygien	

Au Congrès international de médecine de Paris, en 1900, Minor soulevait une question nouvelle, celle de l'*épicône*, et faisait la déclaration suivante :

« La limite supérieure du cône terminal, disait-il, doit « être placée immédiatement au-dessus de l'émergence de « la troisième racine sacrée; les travaux de Muller ont prouvé « qu'il existe à ce niveau une limite nette et bien tranchée « dont le caractère le plus saillant est *l'intégrité absolue « des réflexes des membres inférieurs*.

« Dès qu'on a dépassé les limites de la troisième racine « sacrée les symptômes classiques deviennent des plus « compliqués et certains auteurs pensent même qu'il est « impossible de les classer en tableaux cliniques bien « définis, estimant au contraire que ceux-ci varient au « hasard, selon les particularités individuelles de la loca- « lisation du traumatisme et de tout autre processus « pathologique.

« Si cela est vrai pour les lésions diffuses transversales, il n'en est pas de même lorsque cette région est « le siège d'une affection de la substance grise centrale ou « des racines nerveuses exclusivement.

« Souvent il y a une région qui est intéressée par les « traumatismes au-dessus du cône et qui se manifestent « par un symptôme spécial.

« La limite inférieure de cette région est la troisième « racine sacrée, c'est-à-dire la surface supérieure du cône. « Cliniquement ce fait anatomique se manifeste par un « symptôme négatif notamment par *l'intégrité des sphincters et des fonctions du rectum*.

« La limite supérieure est faite par le quatrième « segment lombaire ce qui se manifeste par *l'intégrité des « réflexes rotuliens*.

« La lésion se caractérise ensuite par des symptômes « positifs d'affections des branches du plexus sacré, particulièrement une paralysie grave du nerf sciatique poplité « externe. ».

Minor donne à l'appui de cette conception cinq observations personnelles que nous rapportons (observations XLIII, XLIV, XLV, XLVI, XLVII) et en cite plusieurs autres empruntées à divers auteurs : Kocher, Muller Wagner et Stopper (observations XLVIII, XLIX, L, LI).

« De tout cela, ajoute-t-il, il résulte un syndrome complexe qui se rencontre assez souvent.

« En outre, comme cette région n'est en somme qu'une « partie du renflement lombaire, comme d'autre part le

« plexus sacré, qui émerge de ces segments, emprunte « encore des fibres de la Ve racine lombaire, il ne croit « pas possible de désigner cette région ni par le terme « *sacré*, ni par le terme *lombaire*, mais par celui d'*épi-* « *cône*, dénomination purement topographique. »

Malheureusement, Minor n'a pas d'autopsie à l'appui de sa théorie, mais comme personne n'est encore venu l'infirmer et qu'il n'y a, en apparence du moins, aucun fait connu susceptible de l'attaquer, nous l'admettons avec lui jusqu'à ce que d'autres faits plus précis et avec preuves, permettent de conclure définitivement. V. Gehuchten du reste, dont l'autorité n'est point discutable, adopte les mêmes conclusions.

CHAPITRE III

PHYSIOLOGIE

Au point de vue physiologique, il ne nous a pas été donné de faire de nouvelles expériences susceptibles de jeter un jour nouveau sur la question. Au point de vue de la délimitation anatomique du cône, nous avons admis les idées de M. le professeur Raymond, relatées dans le travail de Dufour qui, le premier, en a fait la physiologie. Nous pourrions par conséquent nous dispenser d'ajouter un chapitre de physiologie à ce travail n'ayant rien de personnel à y introduire, mais pour la facilité de l'étude et la plus parfaite compréhension des faits, nous avons cru préférable de rapporter les données de Dufour.

Bechterew et Rosenback, nous dit-il, avaient cherché, en sectionnant les nerfs de la queue de cheval, à reproduire chez les chiens les phénomènes qu'ils avaient observé chez l'homme et étaient arrivés aux conclusions suivantes :

« Paralysie complète de la queue et troubles moteurs

« du train postérieur ; anesthésie complète de la queue « dans toute sa longueur, du périnée (y compris les organes « génitaux), de la région postéro-interne des deux cuisses « et des deux sphincters. »

Si la section portait plus haut entre les deux dernières vertèbres lombaires, on observait de plus « des troubles mo- « teurs excsssivement prononcés des extrémités postérieu- « res, amenant un balancement à droite et à gauche du train « postérieur, de l'anesthésie des régions postéro-internes « des deux extrémités inférieures. Au bout d'un certain « temps, les muscles paralysés montraient la réaction de « dégénérescence ».

Dufour alors entreprit ses expériences fort longues, très délicates, très détaillées et aussi très concluantes.

Pour cela, après avoir anesthésié complètement trois chiens, il pratiqua sur eux la laparotomie médiane qui lui permit, après avoir traversé le feuillet postérieur du péritoine, d'aborder le point d'émergence des racines lombo-sacrées, correspondant aux quatrième, cinquième, sixième septième paires lombaires et première, deuxième, troisième sacrées et les mit à nu à l'aide de la sonde cannelée.

Il expérimenta alors la réaction électrique avant et après la section des racines qui, dans ce cas, avaient été coupées le plus près possible de leur sortie des trous vertébraux. Il étudia alors les mouvements d'ensemble des membres inférieurs sans dissection préalable des muscles de ces membres. Puis il renouvela l'expérience sur chaque muscle après dissection préalable des pattes et nota ainsi les rapports entre l'excitation électrique et la contraction musculaire. De plus, il sectionna les muscles en travers le plus près possible de leur insertion tendineuse (toujours après avoir respecté dans ces opérations les vaisseaux et les nerfs), et put constater qu'alors le muscle ne se contracte pas toujours entièrement, mais seulement par sa portion interne ou externe. M. Forgue avait déjà signalé ces faits et Dufour s'en sert au cours de son travail pour expliquer certaines guérisons partielles que l'on voit se produire.

Voici à peu près textuellement reproduit comme il l'indique lui-même les expériences auxquelles s'est livré Dufour; nous relaterons tout à l'heure ses conclusions, mais il nous paraît opportun de placer ici le tableau qu'il a dressé de ses résultats.

Tableau de Dufour

1° Mouvements d'ensemble du membre inférieur produits par l'excitation isolée de chaque racine :

4e lombaire. — Flexion de la cuisse sur le bassin.

Extension de la jambe sur la cuisse.

Légère rotation en dehors.

Forgue signale de plus l'adduction de la cuisse, que Ferrier et Yeo n'ont pas constatée.

5e lombaire. — Extension de la jambe sur la cuisse et

adduction très marquée. Le mouvement se fait en deux temps : 1° extension avec adduction très légère ; 2° adduction énergique.

Ressemblance avec ce qui s'observe chez les hémiplégiques qui fauchent en marchant. Légère flexion de la cuisse sur le bassin.

Forgue indique en plus, des mouvements au niveau de l'articulation du pied qui serait fléchi sur la jambe.

P. Bert et Marcacci, Ferrier et Yeo, lui attribuaient aussi l'extension de la cuisse sur le bassin.

6° lombaire. — Extension de tous les segments du membre inférieur.

Forgue : Extension avec rotation en dehors, jambe fléchie légèrement, renversement du pied.

Flexion plantaire des deuxièmes phalanges des orteils.

Ferrier et Yeo : Flexion de la cuisse en extension de la jambe.

7° lombaire. — Extension de la cuisse sur le bassin.

Flexion de la jambe sur la cuisse.

Extension du pied.

Flexion des orteils.

Forgue : Flexion de la jambe sur la cuisse. Extension du pied et flexion des orteils.

P. Bert et Marcacci : Mouvements à peu près semblables,

1re sacrée. — Rotation de la cuisse au dehors avec extension sur le bassin et adduction de la cuisse.

Flexion de la jambe sur la cuisse.

Flexion des orteils.

Forgue : Adduction et flexion du pouce ; flexion des orteils.

P. Bert et Marcacci : Mouvements de la queue.

Ferrier et Yeo : Rotation en dehors de la cuisse ; flexion et rotation en dehors de la jambe.

2e sacrée. — Flexion de la queue.

Flexion des orteils avec extension du pied sur la jambe, muscles intrinsèques du pied.

Forgue : Mouvement de la queue.

Ferrier et Yeo : Flexion de la jambe, extension du pied, flexion des orteils.

3e sacrée. — Flexion avec adduction de la queue vers le côté excité.

Forgue : Mouvement de la queue.

Ferrier et Yeo : Muscles intrinsèques du pied.

Adduction et flexion du pouce avec flexion des premières phalanges et extension de la dernière.

En résumé, toujours d'après Dufour, on peut dresser le tableau succint suivant qui indique seulement le mouvement qui serait le plus difficile à exécuter au cas de lésion d'une seule des racines.

4e lombaire. — *Extension de la jambe sur la cuisse* avec flexion de la cuisse sur le bassin.

5e lombaire. — *Adduction très marquée de la cuisse ;* extension de la jambe sur la cuisse.

6e lombaire. — *Extension de la jambe sur la cuisse.*

7e lombaire. — *Flexion de la jambe sur la cuisse.* Extension de la cuisse sur le bassin.

Extension du pied.

1re sacrée. — *Rotation de la cuisse en dehors avec adduction.* Flexion des orteils.

2e sacrée. — *Flexion des orteils.*

3e sacrée. — Muscles de la queue.

2° *Contraction musculaire provoquée par l'excitation de chaque racine.*

4e lombaire.

Forgue.	*Dufour.*
Couturier	Psoas
Vaste interne	Couturier
Droit antérieur	Droit antérieur
Pectiné	Vaste interne
Droit interne	Pectiné
	Droit interne
	Adducteurs de la cuisse

5e lombaire.

Couturier	Couturier
Tout le triceps	Quadriceps de la cuisse
Droit interne	Pectiné
Adducteurs	Droit interne
Jambier antérieur	Adducteurs
Extenseur des orteils	Moyen et petit fessiers

6e lombaire.

Vaste externe	Quadriceps moins le droit ant.
Pectiné	Pectiné
Droit interne	Droit interne
Grand adducteur	Grand adducteur
Jambier antérieur	Tous les fessiers
Extenseur des orteils	Biceps
Fessiers	1 2 membraneux
Tenseur du fascia lata	1/2 tendineux
Biceps (port. fémorale	Péroniers
1/2 membraneux	Triceps sural
1/2 tendineux	Jambier antérieur
Péroniers	Extenseur commun des orteils
	Muscle pelvi-trochantérien

7e lombaire.

Fessiers	Fessiers
Biceps portion jambière	Biceps
1/2 membraneux	1/2 tendineux
1/2 tendineux	1/2 membraneux
Triceps sural	Muscle pelvi-trochantérien
Fléchisseur des orteils	Triceps sural
	Péronier
	Jambier antérieur
	Long fléchisseur des orteils

Il résulte de ces tableaux, fait remarquer l'auteur, que plus une racine est basse plus le segment musculaire correspondant est situé dans une région inférieure du membre et aussi que les muscles de la région antérieure appartiennent à des racines situées plus haut que les muscles de la région postérieure.

Pour conclure, Dufour s'exprime de la façon suivante à laquelle nous ne changerons rien, et nous en avons donné les raisons au commencement de ce chapitre :

« 1° La situation excentrique des nerfs lombaires, par rapport aux nerfs sacrés de la queue de cheval, la disposition du cul de sac dural, rendent compte d'un certain nombre de faits traumatiques, où seules les racines les plus inférieures sont lésées ;

2° Si l'on assigne avec M. le professeur Raymond l'émergence de la troisième paire sacrée comme limite supérieure du cône terminal, les affections du cône et des racines qui en sortent amèneront :

La paralysie de la vessie avec intégrité du sphincter à fibres lissés, ischurie paradoxale.

a) Paralysie du sphincter anal.

b) L'anesthésie de l'urèthre, du périnée, de l'anus, de la région interne des fesses et postéro-supérieure de la cuisse, l'hypoesthésie du pénis et du scrotum ;

c) La paralysie incomplète du grand fessier, des muscles plantaires et de la face postérieure de la jambe.

d) Quant aux fonctions génitales, l'érection sera conservée, mais l'anesthésie de l'urèthre amènera la diminution de la sensation voluptueuse ; l'éjaculation sera lente, ne s'effectuera que goutte à goutte, par suite de la paralysie du bulbo-caverneux.

e) La suppression totale de l'érection, la paralysie complète du sphincter vésical, celle des muscles moyen et petit fessiers seront l'indice d'une lésion située plus haut dans le renflement lombaire et dans les racines (quatrième, cinquième lombaires, première sacrée), de la queue de cheval;

3° Suivant la hauteur et la situation des paralysies et atrophies dans les différents segments du membre inférieur, on pourra pressentir le numéro des racines qui seront le plus atteintes;

4° L'innervation d'un même muscle par plusieurs racines, permet de comprendre pourquoi les paralysies ne sont souvent qu'incomplètes, entravant la marche, par exemple, alors que tous les mouvements peuvent être exécutés au lit ;

5° Au point de vue thérapeutique il y a lieu de se demander si la guérison des paralysies n'est pas simplement due, dans bien des cas à des suppléances de portion musculaire, et non à une véritable régénération fonctionnelle nerveuse. Les améliorations, en effet, sont souvent incomplètes : elles ne se font que très lentement, au bout de mois, d'années, même, à la suite d'opérations. »

Telles sont les conclusions de Dufour que M. le professeur Raymond vient de compléter comme il suit :

« Les connaissances que nous avons sur la physiologie de la partie inférieure de la moelle de l'homme, nous les devons, dit-il, à la méthode anatomo-clinique. En comparant la topographie des affections constatées dans la partie terminale de la moelle et les manifestations morbides observées pendant la vie, on peut conclure :

Le cône, déterminé ci-dessus, contient les centres de l'érection, de l'éjaculation, les centres qui produisent l'évacuation du contenu de la vessie, et la défécation, les centres dont dépend l'innervation sensitive de la partie inférieure du rectum, de la région anale et périanale, du périnée, du scrotum et du pénis, et de la muqueuse de l'urèthre et de la vessie.

Budge : les nerfs moteurs de la vessie et de l'urèthre

musculaire, quittent la moelle par les 3, 4 et 5e paires sacrés, ainsi que les nerfs sensitifs de la vessie, qui donnent le tonus à la musculature de l'urèthre.

Centre de la défécation, chez le chien : à la hauteur de la 5e vertèbre lombaire ; chez l'homme, à la hauteur de la première.

Nawrochy et Skaleitchensky : chez le chat et le lapin : les nerfs moteurs de la vessie quitent la moelle, les uns par les 4e et 5e racines antérieures lombaires, les autres par les 2e et 3e racines antérieures.

Fellner : la contraction de la musculature longitudinale du rectum est produite par l'excitation des 2e et 3e nerfs sacrés.

Rossolimo : le centre du reflexe anal (chez le chien) est placé à la hauteur de l'origine des 3e et 4e paires sacrés.

Langley et Anderson, Kopsamer et Pal ont établi que les nerfs de la vessie et du rectum sortent de la moelle pour la plus grande part, par les racines antérieures des quatre dernières paires sacrées, en partie par la racine antérieure de la première paire.

Le cône est entouré par les nerfs de la queue de cheval ; il donne naissance à une partie de celle-ci et se confond sans ligne de démarcation visible et naturelle avec le renflement lombaire. De là les relations étroites, entre la pathologie du cône, de la queue de cheval et du renflement lombaire.

Il est donc important de jeter un coup d'œil d'ensemble sur la physiologie des parties qui forment la région la plus inférieure de la moelle ; il est important de présenter clairement comment les différents centres moteurs et sensitifs sont placés. Nous sommes redevables de ces renseignements à la méthode anatomo-clinique.

Je rappelle, ajoute t-il, que le renflement lombaire et le cône contiennent dans leur ensemble les centres d'innervation motrice et sensitive des extrémités inférieures, des fesses, du périnée, de l'appareil urogénital, et de la partie inférieure du rectum.

Du renflement lombaire et du cône partent les 5 nerfs lombaires, les 5 sacrés et le coccygien.

Les 4 premiers nerfs lombaires forment le plexus lombaire. Leurs racines antérieures donnent les nerfs obturateur et crural. Les 2 nerfs qui proviennent principalement des 3e et 4e paires lombaires innervent la région des adducteurs et de la surface antérieure, interne et externe de la cuisse (Plexus lombaire).

Tous les autres muscles des membres inférieurs et les muscles des fesses, les muscles de la face postérieure de la cuisse, de la jambe et du pied sont innervés par la racine antérieure de la cinquième paire lombaire, et des premières, deuxième troisième paires sacrées qui forment le plexus sacré.

Pour ce qui concerne l'innervation sensitive des extrémités inférieures, il faut rappeler que la région fessière, les faces antérieure, externe et interne de la cuisse et du genou, la moitié interne de la jambe et le bord interne du pied tirent leur innervation sensitive du plexus lombaire.

Le reste des extrémités inférieures est innervé par le plexus sacré.

Enfin les 4e et 5e paires sacrées, et le nerf coccygien issu du cône, donnent l'innervation sensitivo motrice à la partie inférieure du rectum, de la vessie et de l'urèthre, au scrotum, la vulve et le vagin et le périnée.

Le tableau suivant qui contient à peu près tout ce qui a été démontré par Kocher et Muller, schématise tout ce qui a été dit ci-dessus.

	Innervation motrice.	*Innervation sensitive.*
I segment lomb.	Partie infér. des m. de l'abdomen, région lombaire.	Testicule et partie inférieure de l'abdomen.
II seg. lomb.	Psoas-iliaque interne.	Région externe de la hanche, Mont de Vénus.
III et IV seg. lomb.	Couturier, pectiné, les adducteurs, quadriceps fémoral, plantaire grêle, obturateur interne.	Faces ant. et int. de la hanche et de la cuisse, une bande étroite qui va le long du bord int. de la jambe jusqu'au bord int. du pied.

V seg. lomb.	Moyen et profond fessiers, tenseur du fascia lata, semi-tendineux, semi-membraneux, bicep fémoral	Face interne de la cuisse.
I seg. sacré	Pysiforme, obturateur interne jumeaux, gr. fessier	Face postérieure de la cuisse et des 2 jambes.
II seg. sacré	Gastrocnémiens et soléaire, tibial ant. Péroniers.	Face ant. et externe de la jambe, du pied (à l'exception de la face int.)
III seg. sacré	Centre de l'érection et de l'éjaculation; ischio et bulbocaverneux.	Peau du pénis, scrotum, périnée, peau du sacrum, muqueuse de l'urèthre
IV et V seg. sacré	Réflexes achilléens, centre pour le sphincter de la vessie, detrusor urinœ, releveur et sphincter de l'anus	Sensibilité de la vessie, de la partie inf. du rectum, de l'anus et périnée.

CHAPITRE IV

ETIOLOGIE, PATHOGÉNIE ET ANATOMIE PATHOLOGIQUE

Etiologie

Les lésions du cône terminal et de l'épicône sont d'origines multiples, mais n'en sont pas moins utiles et même indispensables à connaître, parce qu'elles sont le point de départ du pronostic et du traitement.

Les traumatismes semblent fournir le plus grand nombre de cas, mais les tumeurs de toutes sortes et les infections apportent également leur part de contingent. Raymond, Dufour et de Fleury qui sont les auteurs des seuls travaux d'ensemble parus jusqu'à présent sur la question, sont d'accords pour reconnaître que ce sont les traumatismes qui provoquent le plus souvent les lésions du cône et c'est ce qui ressort également des observations communiquées par Minor au congrès de 1900.

Pour Dufour, sur 100 cas il y en aurait 55 qui seraient provoqués par des fractures avec ou sans luxation des vertèbres lombaires ou du sacrum.

Le mécanisme le plus fréquent serait la chute, d'une hauteur élevée, sur le dos, le siège ou les pieds. Les écrasements sous le poids d'une voiture ou d'un éboulement, les tamponnements, les plaies par arme à feu en produisent un nombre beaucoup plus restreint. De Fleury cite un cas de lésion du cône à la suite de manœuvres de réduction d'une luxation de la hanche (par la méthode de Lorenz) et dans lequel il y avait en même temps lésion de la queue de cheval. Cette étiologie expliquerait pourquoi cette affection se rencontrerait moins souvent chez la femme que chez l'homme plus exposé aux chocs, aux travaux rudes et aux exercices violents.

Mais si nous nous en rapportons aux faits signalés par Dufour qui a fait un travail si complet et si consciencieux sur cette question, nous voyons qu'au contraire les kystes hydatiques de la partie inférieure du canal rachidien sont plus fréquents chez la femme. Il en rapporte huit observations, et signale quinze cas de tumeurs, diverses épithéliomas et sarcomes qui auraient été primitifs dans 10 cas et secondaires dans 5 seulement. A cela ajoutons 3 cas de fibrosarcome, 2 cas de nevrome, 1 cas de gliome, 1 cas de myo-lipome et enfin 1 cas de lymphangiome caverneux.

La syphilis aurait donné 4 cas se traduisant par de la méningite spécifique.

Enfin, trois fois la tuberculose est signalée et nous en ajouterons 2 cas rapportés l'un dans observation II (mal de Pott), l'autre dans notre observation V, concernant une jeune fille de 24 ans qui succomba tant par suite des désordres localisés provoqués par un mal de Pott, que par une infection généralisée, probablement bacillaire, accompagnée d'infection d'origine intestinale.

M. le professeur Raymond signale 1 cas d'hématomyélie primitive et Dufour indique 3 cas d'hémorrhagies extra-méningées trouvés à l'autopsie de malades ayant succombé à d'autres affections et il convient d'y ajouter les cas d'hématomyélie rapportés par Bregman, Schlesinger, Meczkowski, Kopcynski.

« On a observé également 2 cas de pachyméningite « spinale chronique, et dans ces cas Charcot soupçonne « une myélite consécutive à un traumatisme du sciatique. « Enfin, trois cas ont été rapportés dans lesquels il a été « impossible d'établir une étiologie quelconque (Dufour). » A ces trois cas nous en ajouterons deux autres signalés l'un dans notre observation III concernant un officier de la marine marchande, chez lequel il semble y avoir surtout comme cause déterminante de sa lésion, une longue privation et un refroidissement violent. L'autre (observation IV), une demoiselle de 37 ans est atteinte d'hémicône, il est impossible d'invoquer la plus petite cause.

De Fleury rappelle qu'on a invoqué l'onanisme et le refroidissement des extrémités et il publie une observation dans laquelle le froid aurait été la seule cause pouvant expliquer les désordres observés. Jaboulay, de son côté, en 1902, attire l'attention sur des traumatismes d'un ordre un peu particulier, en signalant les paralysies sur le territoire du cône à la suite de la rachicocaïnisation.

Ajoutons qu'un de nos malades, celui qui fait l'objet de notre observation I, semble victime d'une *exostose*, non syphilitique du reste, de la partie inférieure de son sacrum et que ce doit être là le point de départ de ses troubles moteurs et sensitifs bien plus que la compression continuelle de ses sciatiques, due à son attitude constamment assise (le malade est cordonnier), qu'on avait songé à invoquer au début.

Ricklin a établi une statistique publiée par Raymond.

Elle se décompose comme suit :

Sur 100 cas on a observé :

Traumatisme.............	60
Tumeur..................	28
Syphilis.................	4
Hémorrhagie méningée....	3
Tuberculose.............	1
Cause inconnue..........	4

D'après cela il nous semble donc possible de nous résumer comme il suit :

Les lésions de l'épicône et du cône reconnaissent des causes multiples, les traumatismes venant en première ligne chez les hommes ; les kystes hydatiques étant au contraire plus fréquents chez les femmes.

Des tumeurs primitives ou secondaires, bénignes ou malignes, peuvent également être le point de départ des lésions médullaires qui nous occupent.

Les hémorrhagies semblent plus fréquentes qu'on ne l'avait pensé au début, mais il ressort de nos observations que le mal de Pott et la tuberculose généralisée agissant et par compression mécanique et par infection en même temps, doit prendre une assez large part dans l'étiologie des syndromes du cône et de l'épicône.

Nous y ajoutons en cas d'exostose du sacrum dont nous ne connaissons pas du reste l'origine, mais qui du moins ne nous semble ni syphilitique, ni tuberculeux, et qui ne peut pas non plus être attribué à une tumeur de nature maligne.

Enfin l'onanisme qu'on a invoqué nous semble peut-être une cause, au même titre que tous les excès vénériens. Quant au froid, il nous servira encore pour le cône comme pour tant d'autres affections à expliquer ce qu'en réalité nous ne savons pas. Nous admettons bien qu'il puisse être une cause déterminante dans certaines circonstances en mettant l'organisme en état de moindre résistance, mais nous nous faisons difficilement à cette idée, que tout seul, il puisse provoquer les désordres que nous étudions au niveau du cône et de l'épicône, ou alors il faudrait admettre au moins une véritable et terrible gelure, ce qui jusqu'à présent n'a jamais été signalé, et encore devrait-on être très sceptique vis-à-vis d'un cas semblable.

Pathogénie et Anatomie pathologique

Maintenant que nous avons indiqué rapidement quels

étaient les différentes causes qui pouvaient provoquer une lésion du cône ou de l'épicône, il convient d'étudier en détail le mécanisme et la marche des lésions ainsi que ces lésions elles-mêmes. Dufour avait mis la question au point en 1895, avec les données qu'on avait à cette époque, sur l'anatomie pathologique de cette région, mais depuis lors, des faits nouveaux ont permis de préciser. M. le professeur Raymond vient de reprendre la question ; c'est à son travail qu'il faut jusqu'à nouvel ordre se reporter pour l'étude de l'anatomie pathologique de cette région. Il est difficile de résumer une étude aussi concise; aussi croyons-nous bien faire, dans l'intérêt même de ce travail et dans l'intérêt aussi de la question, de rapporter *in extenso* les conclusions de l'éminent professeur qui s'exprime comme il suit :

« Le cône présente dans ses grandes lignes la structure de chaque segment de la moelle; il contient la substance grise avec ses deux cornes (corne antérieure motrice, corne postérieure sensitive) et la substance blanche périphérique. On ne peut donner ainsi de chapitre d'anatomie pathologique de la moelle, qui puisse spécialement s'appliquer au cône.

Toutes les affections qui peuvent frapper la moelle lombaire ou cervicale peuvent frapper le cône : Myélite aiguë, paralysie infantile, sclérose en plaques, tabes, etc., sans que par ce fait, qu'elles se localisent sur la partie inférieure de la moelle, ces affections prennent un caractère spécial; de même il n'est aucune des affections qui peuvent frapper le cône terminal qui ne puisse frapper un autre segment de la moelle.

Le chapitre d'anatomie pathologique du cône terminal n'est donc que la recherche du résultat des autopsies, et des causes qui ont altéré le cône exclusivement. Mais ces autopsies sont rares, parce que la lésion atteint souvent en même temps l'épicône et la queue de cheval.

La cause la plus fréquente est le trauma. Celui-ci peut atteindre la moelle de diverses façons. Le plus souvent les auteurs signalent les fractures des vertèbres lombaires ou du sacrum. Un fragment osseux se déplace, pénètre dans le canal vertébral et presse, d'après le siège de la fracture, tantôt le cône (fracture de la première lombaire, cas de Kirchoff et de Oppenheim) ou les racines à l'intérieur du sac dural (fracture des dernières vertèbres lombaires ou de la première sacrée), ou enfin les racines dans leur trajet extra-dural.

A l'autopsie, on peut observer diverses variétés de lésions de la moelle : les unes sont primitives ; section de la moelle avec destruction complète de ces parties constituantes. Les autres sont secondaires, quand les racines nerveuses ont été atteintes au-dessous du cône ; j'ai observé, dit-il, un fait où l'aspect clinique d'une affection de la queue de cheval était consécutive à une altération traumatique des racines dans leur trajet intradural ; nous avons trouvé dans ce cas, d'une part la dégénérescence des cordons postérieurs (l'affection avait son siège entre la moelle et les ganglions rachidiens), d'autre part les cellules motrices du segment sacré présentaient des phénomènes de réaction (gonflement vésiculaire des cellules, chromatolyse) comme on les observe après la section des racines antérieures.

Si le malade survit au trauma, on peut observer une amélioration, quand le trauma n'a pas complètement détruit les racines médullaires. Cependant les autopsies nous montrent une myélite cicatrisée ou une transformation fibreuse des nerfs de la queue. En fait, un trauma peut aussi produire un hématorachis qui s'amasse dans le sac dural, et altère les racines de la queue de cheval; un tel hématome peut du reste présenter une organisation fibreuse, si bien que quand le malade meurt plusieurs mois après le trauma, on trouve les méninges rachidiennes très épaissies et les racines médullaires enveloppées dans une véritable capsule fibreuse (cas de Newton).

Dans certains cas, un trauma peut produire une hématomyélie du cône; celle-ci a pour siège de prédilection la base des cornes antérieures et détruit une étendue considérable du cône. C'est le diagnostic le plus souvent porté par les auteurs quand le malade vit; cependant nous n'en possédons aucune observation anatomique.

Enfin un coup violent sur le sacrum peut provoquer une myélite traumatique par commotion médullaire, dont Schmauss et Kirchgässer ont donné expérimentalement le mécanisme, avant que les recherches de Müller aient montré qu'au niveau du cône la substance grise présente un très fort développement par rapport à la substance blanche. Non protégée par la substance blanche, cette substance grise semble très bien placée pour recevoir l'action d'un coup violent porté à la région sacrée. Il me semble très admissible que la traction joue aussi un rôle. Dans le fait observé avec Cestan, j'ai pu observer que chez le cadavre, par une forte flexion de la jambe étendue les racines saines sont fortement tirées, cependant il nous fut impossible de produire de cette façon un arrachement des racines sacrées.

Dans ces cas d'affection du cône sans hématomyélie ou dans lesquels un fragment osseux n'a pas directement produit la lésion médullaire, les altérations trumatiques s'étendent sur plusieurs segments lombaires. Plus tard quelques-unes disparaissent, celles qui sont analogues à celles produites par les ébranlements médullaires, et qui ont été étudiées par Kirchgässer. Les autres altérations restent définitivement, et peut-être ici le développement de cette myélite traumatique revêt un caractère particulier de son siège sur le cône. Dans mon cas, Cestan et moi avons pu rechercher cette myélite traumatique du cône cinq ans après le début de la maladie. Nous n'avons pu découvrir aucune altération médullaire directe par fragment osseux, ni aucun foyer d'hématomyélie. Nous arrivions ainsi à attribuer à la commotion médullaire le rôle principal. Les IVe et V^e^ segments sacrés présentaient des altérations profondes. La pie-mère était épaissie, et les racines sacrées inférieures très dégénérées. Dans tout le segment sacré, aussi bien dans la substance blanche que dans la substance grise, il y avait une prolifération énorme de la névroglie. Le canal épendymaire était rempli par les cellules de l'épendyme. Cependant il n'y avait pas de dégénérescence homogène des cellules névrogliques, pas de lacunes, pas de noyaux gliomateux. La substance grise était détruite ; il y avait encore quelques cellules nerveuses motrices dans les derniers segments sacrés, cellules atrophiées mais présentant leur structure normale par la méthode de Nissl. Enfin les racines antérieures et postérieures présentaient des faisceaux nerveux régénérés.

Tout à fait comparable au cas précédent est celui de Sarbo où il y avait une prolifération abondante de la névroglie. Il se pourrait que cette tendance à l'hyperplasie névroglique dépende de la structure spéciale du cône et de son abondance dans la substance grise, comme Muller l'a signalé.

En résumé, un trauma peut donc frapper le cône, soit directement par un coin osseux, ou indirectement sous forme d'hématomyélie ou d'altération de commotion médullaire sans hématomyélie.

La partie inférieure de la moelle est souvent aussi le siège de tumeurs ; celles ci sont primitives ou secondaires; elles peuvent naître du corps vertébral et être extradurales, ou des méninges, de la moelle ou des racines.

Parmi les tumeurs primitives, on a décrit des sarcomes, lymphangiomes, lipomes, neuromes, gliomes.

Laynet (NC 1896) chez un malade présentant le complexus symptomatique du cône trouve un lymphangiome caverneux de la grosseur du petit doigt, placé dans l'espace épidural et qui avait rejeté les racines nerveuses en avant; du reste, cette tumeur était indépendante de la dure-mère.

Les sarcomes sont fréquents et présentent deux formes. On considère comme les plus fréquents les sarcomes isolés, les fibrosarcomes ou sarcomes à petites cellules, qui proviennent des méninges, sont interdurals et présentent un volume qui varie d'une graine de chanvre (Thorburn Brain 1888) à une noix.

Ces tumeurs compriment la moelle ou les racines. Dans le cas de Joffroy (*Soc. Anat.* 1871) il y avait une sarcomatose diffuse, dont j'ai pu observer deux exemples : Dans cette forme, on trouve de nombreux noyaux sarcomateux étendus le long de l'axe cérébro-spinal et dont les uns sont placés sur les nerfs cérébraux et les racines, et les autres à l'intérieur de la moelle. Dans ces cas on trouve de petits noyaux sarcomateux sur les racines de la queue de cheval, qui, du reste, le plus souvent, n'entraînent aucun symptôme clinique (Cestan, Soc. Neurol. 1899. — Philippe Cestan et Oberthur, Congrès Neurol, Grenoble 1902).

Spiller, a chez un tabétique trouvé un lipome du filum qui fut du reste une trouvaille d'autopsie, De même, Gowers trouva chez un tabétique un myo-lipome, placé dans le cône terminal et contenant des fibres striées. La plupart des racines de la queue étaient englobées par les tumeurs qui s'étaient développées sur la dure-mère.

Lancereaux (*Atlas d'anat. path.*, p. 449) a décrit un nevrome de la queue de cheval. Il présentait des prolongements fusiformes, gris, de la grosseur d'une prune qui adhéraient à plusieurs racines médullaires. Ces prolongements avaient une structure qui se rapprochait de celle des ganglions rachidiens ; il y avait de nombreuses fibres nerveuses et des corpuscules ronds que l'auteur considère comme des cellules nerveuses.

Enfin Lachmann (Arch. de Psych, 1882) a observé un cas de gliome de la partie supérieure du filum, long de 6 centimètres, entouré des nerfs de la queue de cheval sans présenter d'adhérences avec eux.

Les tumeurs secondaires sont de nature carcinomateuse. Elles présentent le type du carcinome primitif qui peut être dans le sein (Tripier, th. doct. 1866), le testicule (Bechterew), les reins (Cornil), les capsules surrénales (Sottas), la prostate (Muller) etc. Ces noyaux secondaires peuvent apparaître dans l'espace prévertébral ou dans le corps vertébral, et produire une pachyméningite carcinomateuse, tout à fait analogue à celle observée sur les autres régions de la moelle.

Pour les tumeurs parasitaires, je veux insister sur la fréquence des échinocoques, dans le canal sacré. Les uns se développent dans l'espace épidural, produisant une inflammation d'un corps vertébral, et font une saillie en dehors, si bien qu'on peut les confondre avec un abcès inflammatoire. D'autre part ils peuvent traverser la dure-mère et comprimer les nerfs de la queue (Bazy, Congr. fr. chirurgie 1891). D'autres tumeurs se développent à l'intérieur du sac dural ; elles sont souvent en grand nombre et sont en étroite connexion avec la moelle sacrée (Westphal Berlin, klin., W. 1865).

On a décrit quelques cas de pachyméningite chronique. Sous cette forme se montre fréquemment la tuberculose des vertèbres. Elliot (*New-York Méd. J.*, 1895) publie l'observation d'un malade de 38 ans atteint de pleuropneumonie tuberculeuse, avec tuberculose d'une vertèbre lombaire, pachyméningite caséeuse et compression de la queue de cheval. Mon élève Dufour, dans sa thèse (1896) a publié le cas d'une femme souffrant de névrite des racines lombo-sacrées et coccygiennes; ces névrites étaient dues à la pression latérale produite par une tumeur à cellule ronde et fibreuse qui s'était développée dans le canal lombo-sacré, dans le voisinage d'une racine lombo-sacrée envahie par la tuberculose.

La syphilis a été incriminée par Osler sous forme de gomme entourant les racines ; par Westphal sous forme de méningite de la région sacrée comprimant la queue de cheval ; par Eisenlohr (N.-C. 1884) sous forme de méningite avec épaississement de la pie-mère et de la dure mère depuis le 10e nerf dorsal jusqu'au milieu de la queue de cheval.

Telles sont les altérations principales (myélite traumatique, tumeurs, tuberculose, syphilis) qu'ont décelé les autopsies. Du reste ces changements frappent non seulement le cône, mais l'épicône, et la queue de cheval. En fait, nous avons à peine seulement dix autopsies de localisation au cône, dont les uns sont traumatiques (Oppenheim Horter, Sarbo, Kirchof, Raymond et Cestan) les autres dues à des tumeurs (Gowers, Lachmann, Spiller, Schlesinger), Ces observations nous servent, ce qui est difficile, à préciser une exacte localisation et à différencier ce qui, dans la symptomatologie, dépend de la moelle et ce qui relève des racines. »

CHAPITRE V

SYMPTOMATOLOGIE ET FORMES CLINIQUES

Symptomatologie

Ce qui frappe le plus dans les affections du cône ou de l'épicône, c'est le début brusque que l'on observe si souvent, marqué par des troubles de sensibilité qui se traduisent le plus généralement par des zones d'anesthésie d'une topographie spéciale dite « *anesthésie en selle* » avec troubles de sphincters ; paralysie des muscles urinaires et du périnée.

Ce sont ces différents symptômes que nous allons étudier dans ce chapitre rappelant ce qui est admis jusqu'à aujourd'hui, et nous ferons suivre les réflexions que nous ont suggéré nos observations personnelles.

Trouble des sphincters. — Les sphincters sont toujours touchés dans les affections du cône terminal, et le plus généralement ces troubles se manifestent par une constipation opiniâtre accompagnée de rétention d'urine ; mais ce dernier symptôme est moins durable, et à la rétention fait place l'incontinence qui se traduit par des caractères assez variables.

1° **Sphincter vésical.** — La rétention d'urine est parfois absolue ; la vessie se gonfle et se remplit sans se vider si l'on n'a soin de pratiquer le cathétérisme, opération qu'on est parfois obligé de répéter pendant un temps assez long.

Mais le plus souvent, au lieu de rétention, on observe plutôt de l'incontinence, laquelle est complète ou non. On voit certains malades qui urinent sous eux, dans leur pantalon ou dans leur lit, à n'importe quel moment, sans s'en apercevoir, et qui peuvent même aller jusqu'à voir couler l'urine de leur canal sans la sentir passer, il y a anesthésie complète de la muqueuse uréthrale et l'urine peut s'écouler goutte à goutte continuellement, entretenant les malades dans un état d'humidité qui provoque des érythèmes et qui constitue pour eux une vie intolérable.

Dans d'autres cas, les malades conservent une certaine tonicité de leurs sphincters et peuvent pendant quelques minutes retenir leurs urines, le temps de gagner un urinoir, de telle sorte que ceux-là évitent en partie la souillure continuelle à laquelle sont voués ceux dont les sphincters sont absolument relâchés.

Une troisième classe comprend ceux qui normalement peuvent retenir leurs urines, mais les lâchent au moindre effort. Un faux pas, la flexion nécessitée pour ramasser un objet à terre suffit pour vaincre la résistance du sphinc ters ; l'action de tousser ou de se moucher est parfois suffisante ; c'est le cas de notre premier malade. De Fleury cite l'observation d'un individu qui ne pouvait serrer violemment les poings sans uriner dans son pantalon.

La plupart des malades ne peuvent arrêter le jet d'urine lorsqu'il est commencé, mais peuvent commencer à uriner spontanément. D'autres aussi n'urinent que lorsque la vessie est pleine, soit qu'ils aient ou non de l'anesthésie du canal. C'est l'ischurie paradoxale que nous avons déjà signalée. Certains de ces malades alors vont de temps en temps aux urinoirs, toutes les heures, toutes les deux heures par exemple ou plus souvent et y restent un certain temps espérant que leur vessie profitera de ce moment pour se vider, et évitent ainsi de se mouiller aussi souvent.

Enfin nous avons un de nos malades (obs. II) qui sent l'urine couler le jour, sans du reste pouvoir la retenir. mais qui la nuit ne sent rien du tout et inonde son lit sans se réveiller.

D'une façon générale les malades ne font pas d'infection du côté de leurs organes urinaires, du moins s'ils s'infectent c'est qu'ils ont le plus souvent d'autres causes qui n'ont rien à voir avec leur lésion médullaire et qu'on retrouve toujours ou tout au moins assez souvent : tels les cathétérismes faits sans précautions antiseptiques suffisantes, telles aussi les affections locales gonococciques ou autres qui peuvent préexister, ou encore les infections généralisées. Mais le fait même d'avoir de l'urine stagnante dans la vessie suffit pour en expliquer la purulence : « s'ils ne s'infectent pas c'est qu'ils n'ont pas de rétention » (Guyon).

C'est dans cette dernière catégorie qu'il nous faut faire entrer notre malade (obs. II) qui, à un certain moment, eut des urines purulentes, avant tout catheterisme et qui n'était point non plus sous le coup d'une infection locale de la vessie. Son état général, il est vrai, est mauvais; il est tuberculeux, affligé d'un mal de Pott et d'une tumeur blanche du genou.

Ses urines sont redevenues limpides au bout et quelques jours sans qu'on lui ait fait aucun traitement.

Ajoutons aussi que pendant les quelques jours que les urines ont été purulentes le malade n'a pas souffert du tout du côté de sa vessie ni de son canal et il a cela de commun avec les autres patients atteints de lésion du cône avec infection vesicale qui ne souffrent pas. Les douleurs sont au contraire atroces lorsqu'il y a compression isolée d'un des nerfs vésicaux. De Fleury en rapporte un cas que nous reproduisons avec nos autres observations.

En somme on peut résumer comme suit les différents troubles vésicaux observés dans les lésions du cône :

1° Rétention d'urine nécessitant le cathétérisme ;

2° Incontinence complète, soit par atonie du sphincter soit par regorgement ;

3° Sensation du besoin d'uriner le jour, permettant au malade de retenir ses urines pendant un temps relative-

court, mais mixtion involontaire et ignorée pendant le sommeil ;

4° Certains malades peuvent commencer à uriner volontairement, mais ne peuvent arrêter leur jet quand il est commencé ;

5° D'autres malades retiennent leurs urines en temps ordinaire. mais les perdent sous l'influence du moindre effort.

Dans l'évolution de la maladie on observe presque toujours une évolution des symptômes sphinctériens, surtout du sphincter vésical, cette marche s'effectuant toujours *des formes les plus graves aux formes les moins graves.*

2° Sphincter anal. — On peut répéter des troubles du sphincter anal, ce que l'on a dit du sphincter vésical : à savoir : que ces troubles sont constants, qu'ils commencent par une constipation opiniâtre évoluant vers des modifications qui semblent tendre à la guérison, et passent par des formes diverses On peut cependant soutenir ce fait qu'en règle générale, les troubles du sphincter anal évoluent moins que ceux du sphincter vésical; ils persistent plus longtemps chez un même malade et avec la forme qu'ils avaient revêtu de prime abord et quoiqu'en dise de Fleury ces troubles ne marchent pas absolument de pair avec les troubles vésicaux.

La constipation est donc très opiniâtre; on ne saurait trop insister sur ce point; c'est un des phénomènes les plus constants. Le malade ne peut déféquer malgré tous ses efforts, les matières sont dures, et certains comme deux de nos malades sont obligés d'avoir recours à leurs doigts pour arriver à arracher parcelles par parcelles leur bol fécal. D'autres ont recours aux laxatifs répétés et aux lavements, et ne peuvent arriver à vider leur rectum que par ce moyen ; il se produit alors un phénomène singulier : dès que les matières sont liquéfiées, à la rétention succède une incontinence plus ou moins complète, mais toujours très accentuée. Cette incontinence nous la retrouvons chez notre malade (observation n° 2) qui lorsqu'il a de la diarrhée a une incontinence complète des matières.

Comme pour l'urèthre, il arrive que le passage des matières n'impressionnent pas du tout la sensibilité rectale ; de sorte que le malade peut parfaitement déféquer sans s'en apercevoir, surtout la nuit, et beaucoup de ces malades se présentent chaque jour, un certain nombre de fois, à la garde-robe ; ils font quelques efforts, et heureux s'ils réussissent ; cela leur évite de se souiller quelques instants plus tard. Certains malades arrivent à vider leur rectum en prenant les positions les plus diverses. D'autres enfin, ressentent le besoin de déféquer, mais pendant la défécation ne s'aperçoivent pas du passage des matières. On n'observe pas de douleurs, les lavements ne pénètrent pas, et, en tout cas, ne sont pas conservés ou mal conservés le sphincter étant relâché, ce dont on se rend fort bien compte en faisant le toucher rectal ; le malade est incapable de serrer. Une de nos malades (observation V) avait manifesté des symptômes d'entéro-colite muco-membraneuse ; mais c'était aussi une dyspeptique et les troubles qu'elle ressentait du côté de son tube digestif existaient avant sa lésion médullaire de sorte qu'on ne saurait mettre sur le compte du cône terminal l'infection intestinale qu'elle présentait à ce moment. Comme le fait remarquer justement de Fleury, à la constipation fait souvent suite l'incontinence des matières, mais, une fois celle-ci établit, on ne voit pas la constipation reparaître, du moins nous n'en avons trouvé signalé aucun exemple.

On peut donc résumer ces troubles de la façon suivante :

1° Constipation opiniâtre suivie le plus souvent d'incontinence, sans retour à la constipation ;

2° Incontinence de matières solides ou liquides ;

3° En cas de diarrhée toujours incontinence ;

4° Certains malades éprouvent le besoin de déféquer mais ne s'aperçoivent pas du passage des matières le long du rectum ni au niveau de l'anus.

Tels sont les troubles sphinctériens qui caractérisent les lésions du cône terminal.

Troubles des Fonctions génitales. — Les troubles des fonctions génitales sont à peu près calqués quant à leur forme sur les troubles des fonctions des organes urinaires, et par là même assez variés. Presque toujours les fonctions génitales sont atteintes et il est plus facile de s'en rendre compte chez l'homme que chez la femme, de par la constitution même et les fonctions des organes génitaux.

Les fonctions génitales peuvent être complètement abolies, pas d'érection, pas d'éjaculation, aucun désir vénérien. Chez d'autres malades l'érection a lieu quelquefois ou même peut être conservée, mais sans éjaculation ; parfois même la verge peut arriver à un état de demi-flacidité sans pouvoir toutefois permettre le coït. Dans les cas où il y a éjaculation, ce phénomène physiologique peut se produire sans provoquer aucune sensation voluptueuse ; le canal est insensible au passage du sperme comme il l'est à celui de l'urine. Chez certains individus cependant l'éjaculation est douloureuse, tel notre malade de l'observation I. Dans certains cas aussi le sujet est sous le coup de pollutions nocturnes involontaires et non voluptueuses.

Il se peut également, que les fonctions génitales soient conservées jusqu'à permettre le coït dans les conditions normales : l'érection est complète, l'éjaculation se fait, voluptueuse même ; dans certains cas aussi l'éjaculation est retardée ou au contraire est plus précoce que de coutume, et il peut s'en suivre même chez certains sujets, chez qui cette fonction se fait sans la moindre sensation que le coït est terminé sans qu'il s'en doutent et il peut en résulter des fécondations ignorées qui ne sont peut-être pas sans intérêt, au point de vue médico-légal, par exemple.

Chez la femme les troubles sont évidemment plus

difficiles à apprécier, nous n'avons trouvé, signalé dans les auteurs, aucune modification à ce sujet, cependant nous signalons que notre malade n° V, très bien réglée jusqu'au moment où elle est tombée malade, n'a plus vu ses règles se reproduire à partir de ce moment-là. Faut-il en conclure que cette suppression des menstrues est due à sa lésion médullaire? Ce serait peut-être téméraire, étant donné le seul cas que nous ayons relevé ; mais si une foule de lésions, relevant de l'état général des femmes, ou d'une lésion particulière peut expliquer cette aménorrhée, il n'en est pas moins vrai que dans le cas actuel la lésion du cône doit être prise en grande considération par suite de la suppression brusque, survenant tout d'un coup, juste en pleine évolution de la maladie. Il y a là tout au moins une coïncidence frappante, sur laquelle nous croyons utile d'attirer l'attention.

Disons enfin que dans les lésions du cône, les troubles ne sont pas toujours les mêmes pour un même individu, mais évoluent dans le même sens que les troubles des fonctions urinaires, c'est-à-dire qu'on observe généralement de prime abord l'abolition complète des fonctions qui évoluent ensuite vers l'amélioration pour aboutir à une intégrité plus ou moins complète.

Troubles de la motilité. — Il n'y a pas de troubles moteurs dans les lésions du cône médullaire, en dehors des troubles rectaux et vésicaux et périnéaux. Mais la lésion qui atteint le cône terminal, reste bien rarement localisée à ce segment et s'étend au contraire, soit en hauteur, soit en largeur, et alors viennent se surajouter aux symptômes du cône d'autres symptômes dus à des lésions de voisinage.

Voici ce que dit M. le professeur Raymond à ce sujet :

« Il put y avoir, dit-il, lésion simultanée du cône et de la queue de cheval. Dans ces cas, il y a une symptomatologie complexe, une combinaison de phénomènes d'excitation (compression de la queue de cheval) et de déficit; il n'est pas toujours facile de différencier ce qui, dans cette symptomatologie, revient à la queue de cheval et ce qui relève du cône.

La connaissance des rapports anatomiques entre cette partie inférieure de la moelle et le canal rachidien, nous permet de prévoir les principales combinaisons de symptômes qui peuvent être produites par les affections circonscrites dans la partie inférieure du canal rachidien, quand celles-ci attaquent en même temps le cône et la queue.

Le cône répond en avant, à la partie la plus inférieure du corps de la première vertèbre lombaire et au corps de la deuxième, et en arrière à l'apophyse épineuse de la première vertèbre lombaire. Il est ainsi en rapport avec les racines (3° et 4° paires lombaires) du nerf crural et obturateur qui commande une partie de l'innervation motrice et sensitive des extrémités inférieures. Je rappelle que ces deux nerfs innervent : les adducteurs, les muscles des faces antérieure, externe et interne de la cuisse, la peau des régions antérieure et postérieure de la cuisse, une bande étroite qui suit le bord interne de la jambe et du pied.

Le cône se trouve ainsi en rapport avec les racines (5e lomb., 4 premières paires sacrées) du sciatique, qui contribue avec le crural et l'obturateur à l'innervation de l'extrémité inférieure. Le sciatique innerve les muscles de la face postérieure des extrémités inférieures, la musculature de la jambe et du pied ; toute la surface de la jambe et du pied, à l'exception du bord externe.

On comprend qu'une lésion de l'intérieur du canal, qui touchera aussi bien le cône que la queue, peut paralyser en même temps les racines du crural et de l'obturateur aussi bien que le sciatique. Par ces rapports, la symptomatologie typique d'une affection du cône pourrait se combiner avec une paralysie motrice des extrémités inférieures. Les faits confirment-ils cette hypothèse ?

Des observations cliniques nous apprennent qu'il n'en est nullement ainsi. Elles nous apprennent que, dans les cas d'affection de l'intérieur du canal rachidien, placés à la hauteur du cône, la paralysie radiculaire est seulement partielle.

Tantôt elle agit seulement sur les racines de l'obturateur et du crural ; elle consiste en une paralysie des adducteurs, des muscles des faces antérieure, extérieure et interne de la cuisse, liés avec le syndrome type d'une affection du cône ; en plus en une anesthésie de la région antérieure et interne de la cuisse, qui se prolonge sous forme d'une bande étroite le long de la jambe et du pied.

Tantôt l'affection, placée dans le canal rachidien à la hauteur du cône, se limite à celui-ci et aux racines du sciatique, et cette éventualité est la plus fréquente, sans léser les racines du crural et de l'obturateur. Dans ce cas on observe le syndrome typique du cône avec paralysie des muscles de la face postérieure de la cuisse, paralysie bilatérale de la jambe et du pied et anesthésie de la partie moyenne de la face postérieure de la cuisse, de la face postérieure de la jambe et le pied (sauf dans sa partie interne).

Des observations cliniques nous apprennent qu'une affection siégeant dans le canal rachidien, dans la région du cône peuvent atteindre ce dernier, et les racines du sciatique sans toucher les racines du crural.

Ainsi l'observation clinique nous montre que, *une affection siégeant dans le canal vertébral, à la hauteur du cône, peut léser les racines du sciatique sans que le cône terminal et les racines du crural souffrent*. Comme preuve de cette assertion, on peut citer le cas de Muller :

« On comprend de la sorte qu'il est possible d'observer des troubles moteurs dans les lésions du cône, mais *toujours* alors il y a en même temps lésion de la queue de cheval à laquelle sont dues ces paralysies. »

Etude des Réflexes. — Le réflexe plantaire de Babinski existe quelquefois; quant aux autres réflexes, tous autant qu'ils soient, ils sont toujours normaux quand ils ne s'accompagnent pas de lésions de la queue de cheval.

Dans la thèse de De Fleury, nous lisons page 27 que les « reflexes rotuliens sont conservés. C'est là une règle « absolue et rien ne saurait moins nous étonner, puisque « le centre de ce réflexe est dans la moelle lombaire, bien « en dehors du cône par conséquent ». Il en est de même pour les autres réflexes tendineux.

Troubles de la Sensibilité. — *Anesthésie.* — Dans les lésions pures du cône terminal, il y a une anesthésie dite « en selle » et déjà signalée plus haut, qui est localisée à la face postérieure des fesses et descend sous forme d'un triangle à pointe dirigée en bas jusqu'à environ 10 centimètres au-dessus du creux poplité, l'atteint ou le dépasse. Cette anesthésie est le plus souvent complète à tous les modes ; d'autres fois, comme le signale Raymond, et c'est la topographie qu'il admet comme classique, il y a une zone circulaire d'anesthésie complète dans la région sacrée, immédiatement à l'extrémité supérieure du sillon interfessier; cette zone est alors entourée d'un territoire beaucoup plus vaste, affectant la forme du triangle ci-dessus décrite et atteinte seulement d'hypoesthésie, comme l'indique le schema ci-après :

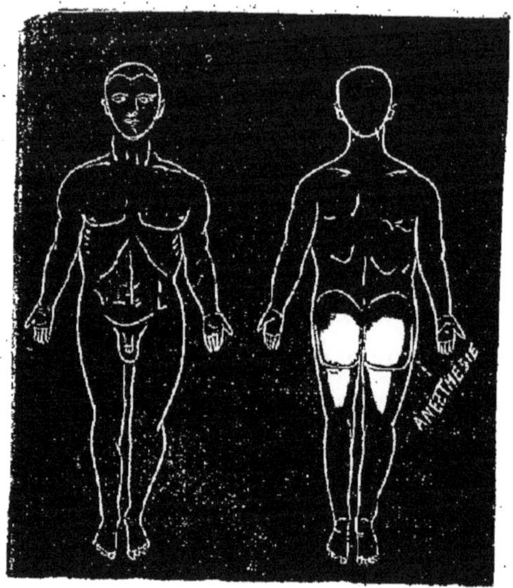

La sensibilité osseuse recherchée sur deux de nos malades (Obs. I et II), d'après la méthode de M. le professeur Dejerine et du docteur Egger, avec le diapason de Bonnier à 100 vibrations, nous a donné la même topographie d'anesthésie que la sensibilité cutanée. Tous les autres troubles de sensibilité observés, comme les douleurs et l'hyperesthésie sont dus à des lésions concomitantes de la queue de cheval ou des nerfs périphériques.

Douleurs. — Elles sont variables comme intensité, comme siège et comme forme. Dans les lésions franches du cône, elles sont subites, spontanées, provoquées par le traumatisme, cause de tous les désordres où elles s'établissent lancinantes et persistantes, à mesure que le mal s'établit lorsqu'il est consécutif à une tumeur ou à toute autre cause liée à une évolution lente et progressive. Cette douleur peut rester localisée à la région lombaire ou s'irradier dans divers points ; si elle est liée à une lésion des nerfs périphériques, provoquer des douleurs dans les membres inférieurs, au point d'empêcher ou de gêner la marche, ou bien atteindre le rectum et la vessie pour provoquer un ténesme intolérable, persistant ou caractérisé par des crises plus ou moins longues et plus ou moins rapprochées.

Il est cependant un point important à signaler : c'est que chez certains malades, alors que les douleurs spontanées n'existent plus ou même n'ont jamais existé, il peut persister des douleurs provoquées, localisées à la région lombaire, réveillées par la moindre pression à ce niveau, et pouvant persister fort longtemps. Comme nous l'avons signalé un peu plus haut, non seulement les garde-robes et les mictions peuvent être douloureuses, mais aussi les éjaculations peuvent s'accompagner de douleurs.

Hyperesthésie. — A côté de la douleur proprement dite et ne devant pas être confondue avec elle, il y a l'hyperesthésie cutanée qui se rencontre au niveau de la région lombaire ou du sacrum et des membres inférieurs, avec une intensité variable. Toujours comme les autres symtômes cette hyperesthésie peut manquer ou être plus ou moins accentuée ; elle peut disparaître ou persister. Elle s'observe chez les malades qui sont atteints de lésions des nerfs de la queue de cheval et qui font de la névrite périphérique. Un très beau type de cette évolution, c'est la maladie de l'observation n° 5, pour qui le moindre attouchement des draps ou le moindre effleurement du corps avec la main provoque des crises si douloureuses qu'aucun examen de palpation n'est possible chez elle.

Dufour insiste sur la valeur diagnostique de l'hyperesthésie que l'on rencontre au-dessus des zones anesthésiées. « Il semble, dit-il, qu'elles soient le signe d'une lésion « exclusive du cône terminal. Elle acquerra une grande « importance, si, en rapport avec une anesthésie du « membre inférieur, elle existe au niveau de la région « antérieure de la cuisse, qui, innervée pas le crural et « l'obturateur, relevé d'un segment médullaire supérieur « à celui de la face postérieure des cuisses et des jambes. « Elle sera alors nettement l'indice d'une lésion du ren- « flement lombaire. »

Mais depuis les observations de Minor, observation que nous rapportons plus loin (XLIII, XLIV, XLV, XLVI, XLVII), et plusieurs autres de Kocher, Müller, Wagner et Stolpper que nous résumons également (XLVIII, XLIX, L, LI), depuis aussi la communication de ce même auteur, au Congrès de Paris 1900, il y a lieu de s'occupper d'une région inconnue jusqu'à lui, bien que soupçonnée par tous, qu'il a délimitée alors que tout le monde croyait qu'elle ne correspondait à aucune symptomatologie spéciale et qu'il a décrite sous le nom *d'épicône*.

Nous avons du reste rappelé ses limites au chapitre II. Disons maintenant quels sont les symptômes qui la caractérisent. Elle n'est pas à vrai dire, toujours indépendante du cône, car s'il est vrai que l'épicône peut être lésé seul, le plus souvent les lésions portent en même temps sur le cône, du moins c'est ce que nous pouvons dire maintenant d'après les observations publiées, en tenant compte toutefois que l'attention n'ayant été attirée que récemment sur ce point, on a pu laisser passer des faits dont l'ensemble serait susceptible de modifier la statistique. Ce qui ressort nettement des travaux de Minor c'est que les lésions de l'épicône sont nettement caractérisées par ce « symptôme négatif » d'après son expression même à savoir : *l'intégrité des sphincters et des fonctions du rectum.*

La limite supérieure de la région en question dit-il en subtance est formée par le 4e segment lombaire ce qui détermine *l'intégrité des réflexes rotuliens.*

La lésion se caractérise ensuite par des symptômes positifs d'affection des branches du plexus sacré et notamment par une paralysie grave et durable du sciatique poplité externe.

D'autre part de Fleury, rappelle que Gowers assigne comme centre du reflexe du tendon d'Achille le premier segment sacré. « Dans beaucoup de cas, il reste normal, « nous dit-il, mais il suffit que la lésion dépasse en hau- « teur la limite supérieure *du cône* pour que le réflexe « achilléen soit aboli. » Cela nous permet par là même d'ajouter *comme signe caractéristique des lésions de l'épicône l'abolition du réflexe achilléen, accompagné ou non d'autres troubles, mais en tout cas de l'intégrité absolue des réflexes rotuliens*. Chez certains malades on observe aussi parfois des troubles plus accentués d'un côté que de l'autre, et même quelquefois absolument localisés d'un seul côté. Cela se produit lorsque la lésion au lieu d'intéresser le cône dans toute son étendue ne l'atteint que dans une moitié. Les symptômes alors ne se manifestent que du côté malade et on a donné à cette forme le nom *d'hémicône*.

Troubles trophiques et déformations des membres inférieurs et du rachis. — Dans les lésions du cône terminal liées aux lésions de la queue de cheval, on peut trouver à peu près tous les troubles trophiques susceptibles d'envahir les membres inférieurs, néanmoins il en est qui sont plus rares les uns que les autres et qui ne sont parfois pas très accentués, telle la sensation persistante de froid aux pieds et aux jambes, l'hyperydrose plantaire ou croissance exagérée des poils, les œdèmes des malléoles, du scrotum, du pénis et plus rarement encore de l'érythème bulleux des fesses dont Soucques a publié un cas, de l'ichtyose. Chez certains malades on rencontre aussi parfois de l'hydarthrose de l'articulation du genou. Mais ce qui est beaucoup plus fréquent et plus grave ce sont les eschares qui peuvent siéger soit dans la région sacrée, soit dans la région trochantérienne, soit enfin au niveau du talon. Elles peuvent être vastes et atteindre au sacrum la largeur de la main, avoir la dimension d'une pièce de cinq francs ou même avoir l'aspect d'une simple fistule. La position horizontale longtemps continuée entretient les escharres sacrées et trochantériennes, souvent assez profondes pour mettre l'os à nu; la marche également favorise le développement de la plaie du talon, les lésions douloureuses, parfois même atrocement douloureuses, guérissent facilement sous l'influence d'un pansement antiseptique et du repos. Mais malheureusement à la moindre fatigue elles reviennent, suppurent, les téguments au pourtour s'épaississent, perdent leur vitalité, on observe parfois de léger décollement; l'os sous-jacent peut être atteint et par la plaie s'éléminent quelquefois des sequestres (Obs. I).

Aux lésions du cône sont liées une foule de complications. Des fractures de vertèbres peuvent provoquer de véritables écrasements (c'est du reste un mécanisme que nous avons signalé) et par là même un affaissement de la colonne vertébrale et diminution de la taille du sujet. Ces mêmes fractures, ou des luxations peuvent donner lieu à des scolioses ; la lordose est signalée plusieurs fois, nous-même l'avons rencontré d'une façon manifeste (Obs. V). Dufour rapporte un cas de Soquer concernant un homme atteint de lymphangiome caverneux, qui avait fait une cyphose lombaire comme on en observe dit-il, chez les individus atteints de sciatiques, lésions qui ont été bien étudiées par Phulpin en 1895. Des cals défectueux peuvent également donner lieu à des saillies osseuses, de même que l'affaissement de telle ou telle portion de la colonne vertébrale peut provoquer la saillie d'une apophyse épineuse sus ou sous-jacente. Dans les régions inférieures lorsque surviennent des lésions de la queue de cheval, on peut voir aussi des pieds bots ou des pieds en griffe.

De Fleury dit avoir observé un cas de pied raccourci, de Friedrich dit « pied en griffe », les orteils étant en flexion, le gros orteil en extension, le pied massif trapu, tassé d'avant en arrière, présentait, une voussure de la région plantaire très exagérée et la cambrure normale sus-talonnière était pour ainsi dire disparue ; il y avait des troubles dystrophiques également aux ongles, de même que chez d'autres malades.

Telles sont les différentes complications qui sont susceptibles d'accompagner les lésions du cône ; tous ces symptômes naturellement n'existent pas toujours réunis sur le même sujet ; les cas types sont mêmes rares ; ils peuvent s'associer de la façon la plus diverse ou au contraire revêtir des formes cliniques plus ou moins caractérisées ; c'est ce que nous allons étudier maintenant.

Formes Cliniques.

Tous les symptômes que nous venons d'étudier peuvent se grouper de la façon la plus irrégulière. Néanmoins la plupart du temps, telle ou telle série de symptômes prédomine et permet ainsi de faire une classification, toute artificielle du reste, dans laquelle on peut faire rentrer les cas observés.

Dufour avait proposé une classification basée sur la symptomatologie et suivant les troubles prédominants il décrit une forme douloureuse, une forme paralytique, une forme vésico-rectale.

Cette classification est inexacte parce qu'elle a le tort de confondre dans une même description les troubles provoqués par les lésions du segment inférieur de la moelle avec ceux qui ont pour origine les nerfs de la queue de cheval. Autrement dit, il confond dans cette classification la symptomatolagie du cône terminal avec celle de la queue de cheval.

Néanmoins nous allons la rappeler pour mémoire.

Classification d'après Dufour.

1re Forme douloureuse. — Dans cette forme ce qu'on remarque c'est la prédominance des douleurs, qui peuvent revêtir différents types, hyperesthésie cutanée, douleur au niveau du sacrum ou de la colonne lombaire, parfois aussi dans la région plantaire au cas d'eschare. Elles revêtent parfois le type de la sciatique, une observation en est signalée par Dufour.

2e Forme paralytique. — Dans celle-ci on peut observer de véritables paraplégies ou au contraire des paralysies qui ne portent que sur un groupe déterminé de muscles que l'on peut classer de la manière suivante :

a) *Groupe supérieur* : atteignant le crural et l'obturateur.

b) *Groupe moyen* : atteignant le sciatique et plus particulièrement le sciatique poplité externe et les muscles de la face postérieure de la cuisse.

c) *Groupe inférieur* : domaine du muscle grand fessier, muscles du périnée.

3e Forme vésico-rectale. — Celle-ci se manifeste par les troubles vésico-rectaux que nous avons déjà rencontrés : incontinence des matières et des urines, constipation opiniâtre, rétention urinaire, ischurie paradoxale. Troubles de l'éjaculation, douleur ou anesthésie des conduits uréthro-vésico-rectaux, troubles de la menstruation.

Puisque cette classification est erronée il nous faut lui en substituer une autre. Il faut à notre époque dit Marie « penser anatomiquement » ; nous ferons donc une classification anatomique et nous décrirons :

1° Le cône pur ;

2° L'épicône ;

3° L'hémicône ;

4° Les formes évolutives ou de passage.

1re Forme. — Cette première forme sera caractérisée

par les symptômes qui appartiennent en propre aux lésions du cône médullaire, si traduisant comme suit :

a) Troubles de la sensibilité se manifestant par de l'anesthésie, à la partie postérieure des cuisses, anesthésie en selle, ou suivant l'expression pittoresque de Clémens, anesthésie en forme « de pantalon de cheval » anesthésie des bourses ou des grandes lèvres, du périnée ». Parfois, anesthésie de l'urèthre et du rectum.

b) Troubles de la vessie (rétention, incontinence), du gros intestin (constipation, incontinence) ; des fonctions sexuelles (pas d'érection, ni d'éjaculation ou bien éjaculation précoce ou retardée, ou encore s'effectuant goutte à goutte).

c) Absence de troubles moteurs et de douleurs dans le territoire des membres inférieurs.

d) Intégrité des réflexes.

2e Forme. — Quand l'épicône seul est lésé on observe :

a) Intégrité des fonctions du rectum et de la vessie ;

b) Intégrité des réflexes rotuliens ;

c) Abolition du réflexe de tendon d'Achille ;

d) Douleur persistante dans la région du sciatique poplité externe.

3e Forme. — Dans certains cas, la lésion ne porte que sur une moitié du cône médullaire ou est plus accentuée d'un côté ; on n'observe alors des troubles que d'un côté du corps, ou bien ils sont plus accentués d'un côté que de l'autre C'est ce qui caractérise l'hémicône.

4e Forme. — Mais cette classification purement anatomique, ne correspond pas dans la majorité des cas aux faits que l'on n'observe en clinique. Les formes types sont rares et on rencontre le plus souvent une association de symptômes qui se succèdent, indiquant que la lésion évolue.

Le cône peut se transformer en épicône : les troubles des sphincters dans ce cas-là disparaissent, le réflexe du tendon d'Achille est aboli, une sciatique double et durable s'établit.

Dans d'autres cas c'est l'évolution opposée qui a lieu, la lésion est descendante, c'est l'épicône qui se transforme en cône.

Parfois les lésions localisées à un seul côté se généralisent, l'hémicône se transforme en cône complet.

Mais la plupart du temps, aux lésions du segment inférieur de la moelle s'ajoutent et évoluent de pair avec elles des lésions des nerfs de la queue de cheval et aux symptômes signalés plus haut viennent s'ajouter des troubles de la motilité, (paresie, paralysie), des réflexes (abolition), de la sensibilité (névrite périphérique), des troubles trophiques (eschares, pieds bots, pieds de Friedrich), ichtyose de la peau, hydarthrose du genou, etc.

CHAPITRE VI

DIAGNOSTIC

Il y a quelques années à peine, les symptômes dus aux lésions du cône terminal étaient mal étudiés et surtout mal groupés, et beaucoup d'auteurs estimaient qu'il était impossible d'en déduire un syndrome. Cependant, les observations se sont multipliées et on a pu en tirer des conclusions. Il convient donc de faire le diagnostic du siège, celui de l'étendue de la lésion et de sa nature.

1° Diagnostic du siège. — Si l'on a affaire à une lésion du cône, on observera assez souvent un début brusque ; les symptômes suivants que nous allons rappeler s'établissent très rapidement pour disparaître ensuite ou tout au moins s'atténuer. Au début, ce sont les troubles des sphincters dont nous avons déjà maintes fois parlé : de la constipation opiniâtre et de la rétention d'urine à laquelle font suite de l'incontinence des matières et des urines. Le sphincter anal cependant, semble plus souvent et plus complètement touché et la constipation persiste plus longtemps que la rétention d'urine.

Les troubles sphinctériens sont de moins en moins accentués, mais persistent quand même toujours indéfiniment.

Pas de réflexes plantaires, quelquefois cependant on trouve le signe de Babinski positif; les réflexes rotuliens sont conservés, ainsi que le *réflexe du tendon d'Achille, quand il n'existe pas, c'est l'indice d'une lésion plus haut placée.*

« Les troubles cutanés bilatéraux et symétriques « d'emblée, suivent parfois une marche régressive ; « jamais une augmentation topographique n'agrandit leur « territoire. » C'est là l'opinion que soutenait De Fleury, en 1901. Or, notre premier malade a vu au contraire augmenter, depuis le début de sa maladie, les troubles cutanés de sensibilité. Il en résulte donc que les lésions de cette région sont caractérisées par un début souvent brusque, avec troubles sphinctériens persistants, absence de douleurs et de troubles de motilité, intégrité des réflexes rotuliens et du réflexe du tendon d'Achille.

Dans le cas où c'est l'épicône qui est atteint, le début peut être le même que lorsqu'il s'agit d'un cône, mais la lésion de ce segment est caractérisée par les symptômes suivants : intégrité des sphincters, intégrité des réflexes rotuliens, *abolition du réflexe du tendon d'Achille* et sciatique double durable. Il est vrai qu'au début de la maladie, la symptomatologie ne s'établit pas d'emblée ainsi et, le plus souvent, la lésion atteint le cône d'abord et se tranforme ensuite définitivement en épicône, de sorte qu'il n'est pas toujours possible de faire le diagnostic de syndrome d'épicône dès le début, d'autant plus que d'après les observations que nous avons sous les yeux, la plupart du temps ce syndrome d'épicône n'est que l'aboutissant du syndrome cône.

Il y a quelque dix ans, Bechterew, pensait qu'il était impossible de différencier les altérations de la moelle de celles qui portent sur les racines. Cependant, dans les lésions de la queue de cheval, il existe des troubles de motilité (paralysie, difficulté de la marche), des douleurs violentes, fulgurantes, de la névrite périphérique ; les réflexes rotuliens sont abolis, celui du tendon d'Achille est normal et le réflexe plantaire de Babinski n'existe pas : on observe également de l'atrophie en masse consécutive des muscles des membres inférieurs et du mollet en particulier.

Dans le cas de lésions des racines des nerfs de la queue de cheval, il y a un phénomène important, à savoir : une zone d'hyperesthésie au-dessus d'une zone d'anesthésie ou dans une région qui relève d'un territoire plus élevé.

2° Diagnostic de l'étendue. — Dans les lésions du cône, l'anesthésie ne dépasse pas en arrière la partie supérieure de la fesse. Les troubles du rectum et de la vessie sont liés à une lésion des 3e et 4e segments sacrés.

La douleur à la pression sera un des meilleurs signes

pour reconnaître la hauteur de la lésion. Le cône ne peut être lésé qu'à partir de l'articulation de la première lombaire avec la deuxième. A partir de ce point, c'est l'épicône qui est touché. Dans la plupart des cas, la lésion ne porte pas juste sur l'un ou l'autre segment. Le hasard des traumatismes ou des autres lésions nous offre plus souvent un tableau clinique complexe où s'associent des lésions communes aux trois régions dont nous avons parlé. Les unes portent sur le cône et les racines, c'est ce que De Fleury a appelé *syndrome radiculo-segmentaire* ; c'est le plus fréquent. Dans ce cas, il faut se rappeler que le territoire du crural et de l'obturateur correspond aux 3e et 4e lombaires. Le sciatique à la 5e lombaire, 1re et 2e sacrée. Le petit sciatique et le honteux interne aux 3 et 4e sacrées. Enfin, la région du coccyx correspond à la 5e sacrée.

Il faut aussi tenir compte, que les racines nerveuses se rendent à des groupes musculaires d'autant plus élevés qu'elles-mêmes sont situées plus haut, et la partie antérieure d'un membre est innervée par des racines ayant une origine plus élevée que celles qui innervent la partie postérieure. Quand la lésion évolue vers l'épicône, le diagnostic en est la plupart du temps facile, les troubles sphincériens s'amendent jusqu'à intégrité complète, les troubles de sensibilité s'améliorent et le réflexe du tendon d'Achille est aboli.

3° Diagnostic de la nature de la lésion. — Quand il y a

eu traumatisme violent, la question est assez vite tranchée ; la coïncidence des troubles fonctionnels avec le trauma, le début brusque des accidents feront penser à la formation d'une hémorrhagie.

Dans le cas contraire où les troubles se seront institués insidieusement on pensera à une tumeur ; osseuse, parfois, elle amènera une hyperostose appréciable à la vue ou au palper. Si c'est un néoplasme quelconque, la cachexie, l'âge du malade, l'état général et la rapidité ou la lenteur des accidents feront penser à une tumeur benigne ou maligne. La syphilis ou la tuberculose pourront être incriminées comme origine de gommes. Dans le premier cas, la spécificité avancée, les douleurs plus fréquentes et plus violentes la nuit que le jour, les accidents secondaires ou tertiaires plaideront en faveur d'une lésion syphilitique. Ou bien si on a affaire à un tuberculeux à une période quelconque de la maladie, porteur d'une tumeur blanche ou voué aux sueurs nocturnes, on incriminera alors la bacillose.

Les hémotomyélies auront un début brusque, mais sans coïncider avec aucun traumatisme.

Enfin les maux de Pott, les fistules vertébrales, les déformations du rachis par glissement des vertèbres ou incurvation seront faciles à constater et expliqueront la plupart du temps les troubles observés.

Il est bien certain aussi que si les accidents surviennent à la suite d'une rachicocaïnisation, sans autres commémoratifs il faudra incriminer cette manœuvre opératrice (cas de Jaboulay) et ramener ces faits aux cas traumatiques. Il peut se faire et il faut bien l'avouer, quoique ce ne soit pas bien consolant, que quelquefois le « corpus delicti » nous échappe au début et que ce n'est qu'au cours de l'évolution de la maladie qu'on le découvre, bien heureux même quand on n'est pas obligé d'attendre la nécropsie pour faire la lumière.

Cependant à l'heure actuelle les examens radioscopiques et radiographiques pourront rendre de réels services.

CHAPITRE VII

MARCHE. — PRONOSTIC. TRAITEMENT

La symptomatologie se traduisant par les syndromes du cône terminal et de l'épicône reste rarement stationnaire et suit au contraire une marche évolutrice. Les lésions du cône se transforment parfois en lésions de l'épicône, la maladie suivant ainsi une marche ascendante ; parfois aussi certains troubles, ceux des sphincters par exemple, s'améliorent suivant alors une marche régressive.

Le pronostic dépend uniquement de la cause et naturellement de la constitution individuelle du sujet.

Un traumatisme violent par l'abondance de l'hémorrhagie, obligera fatalement à plus de réserves qu'un traumatisme léger sans grandes manifestations fonctionnelles.

Les cas de tuberculose localisée, les maux de Pott par exemple, ne sont pas d'un pronostic trop sombre si la lésion marche vers la guérison par soudure à condition toutefois qu'il ne se forme pas un cal exubérant susceptible de provoquer une compression permanente de la moelle et des racines. Mais d'autre part la tuberculose peut se généraliser et entraîner rapidement le malade à la mort.

Dans le cas de néoplasme, tout dépend de la nature de la tumeur.

Enfin dans les cas d'eschares étendues et suppurées, le malade peut être rapidement enlevé par consomption.

Quant au traitement, il peut être symptomatique ou curatif.

Dans le premier cas, on essaiera de combattre les douleurs par les moyens habituels, et De Fleury estime « que « dans les cas de douleurs limitées aux membres inférieurs et à la région lombaire, une injection intra-« rachidienne de chlorhydrate de cocaïne après ponction « lombaire, sera susceptible d'amener une amélioration « prolongée ou même définitive de l'état douloureux ».

Un cathétérisme rigoureusement aseptique, sera opposé aux retentions d'urines afin d'éviter les cystites et les pyélo-néphrites. Les moyens habituels, purgatifs et lavements, seront employés contre la constipation. On n'oubliera pas, que les eschares bien pansées peuvent se cicatriser ou tout au moins être modérées dans leur évolution. Des curetages seront aussi parfois nécessaires.

Si on doit avoir recours à un traitement curatif, le traitement spécifique devra être immédiatement institué si on soupçonne la syphilis.

Le traitement chirurgical a donné quelques bons résultats, il peut être pratiqué dans le cas ou on aura attribué les désordres, à une compression osseuse. En faisant sauter quelques arcs vertébraux, on peut quelquefois obtenir des améliorations considérables et durables.

Le massage et l'électricité, seront parfois indiqués pour le traitement des paralysies flasques, mais absolument bannis dès qu'il y aura la plus légère contracture.

CHAPITRE VIII

OBSERVATIONS

Nous publions les observations que nous avons recueillies, en deux séries.

Dans la première, nous plaçons les observations qui se rapportent aux lésions du *cône terminal*, et dans la seconde, celles qui concernent l'*épicône*.

Première Série. — **CONE TERMINAL**

OBSERVATION I (Inédite)

Recueillie dans le service de M le docteur Mirallié.

R..., 39 ans, cordonnier, entré à l'Hôtel-Dieu de Nantes, en février 1899. M. Arin, alors interne du service recueille les renseignements suivants :

A.-H. — Père mort à 71 ans ; il avait une ankylose coxo-fémorale (?)

Mère morte à 48 ans d'apoplexie : trois mois avant, elle fut atteinte d'un ptosis unilatéral ; elle était sujette à de violents maux de tête.

Une sœur morte à 18 mois de méningite.

Un frère bien portant.

A. P. — Cet homme était d'une bonne santé. Il a fait son service militaire en Afrique : à ce moment il avoue avoir bu beaucoup, en particulier de l'absinthe.

Depuis, il s'est modéré. Pas de syphilis. A 22 ans, fièvre typhoïde très grave, dont il s'est cependant bien remis.

Début de l'affection. — Il y a environ un an, il a commencé à ressentir des douleurs dans les reins, puis dans les membres inférieurs ; ces douleurs paraissaient venir des nerfs sciatiques, quand ils étaient conprimés ; le malade, par exemple, ne pouvait pas rester assis.

En ce moment, la pression sur le trajet de ces nerfs ne paraît pas douloureuse. Il souffre cependant d'une façon continue et par moment les douleurs reviennent plus vives sous forme d'accès, de coups lancés (douleurs fulgurantes) ?

Cet homme présente des troubles de la marche ; il marche sur les talons ; la pointe des pieds n'appuie pas sur le sol ; non pas qu'il y éprouve de la douleur, mais seulement une sensation d'engourdissement. Il marche les jambes raides.

S'il veut ramasser un objet à terre, il se baisse en fléchissant les genoux, tout en maintenant le corps vertical ; il immobilise sa colonne vertébrale à la manière des *pottiques*. S'il se penchait en avant, le poids du corps portant sur la pointe des pieds, il tomberait infailliblement.

Comme autres troubles de la motilité voici ce que l'on note : les mouvements actifs se font bien dans les divers segments des deux membres ; les orteils se fléchissent et s'étendent ; le pied, le genou, la hanche exécutent tous les mouvements que l'on commande ; mais à l'occasion de ces mouvements, un tremblement se manifeste aussitôt dans le segment qui entre en contracture ; le tremblement d'un membre passe dans l'autre. Donc conservation des mouvements actifs, mais tremblement et contracture.

Les mouvements passifs se font également bien.

La résistance musculaire est généralement mieux conservée dans les extenseurs que dans les fléchisseurs et du côté gauche que du côté droit. Du côté droit, la jambe étant fléchie sur la cuisse, si l'on essaie de la redresser en commandant au malade de résister, on arrive assez facilement à vaincre cette résistance; du côté gauche on n'y arrive pas, quelque effort que l'on fasse. La jambe, au contraire, étant étendue, si l'on veut la fléchir, c'est impossible, d'un côté comme de l'autre, si le malade résiste.

Pas de signe de Romberg.

Sensibilité. - Les troubles de la sensibilité sont très intéressants :

Pour la sensibilité subjective, nous avons déjà signalé les douleurs des membres inférieurs et la sensation d'engourdissement des pieds.

Pour la sensibilité objective voici ce que l'on trouve :

D'abord une anesthésie totale (pinceau, piqure, froid, chaud) au niveau des fesses ; cette anesthésie descend en arrière sur la partie postérieure des cuisses sous forme de deux bandes et va en diminuant peu à peu pour reparaître à dix centimètres au-dessus du creux poplité. Le malade nous dit lui-même qu'il ne sait pas sur quoi il est assis.

Même anesthésie aux bourses et à la verge.

Notons une impuissance absolue depuis deux mois; le malade n'a pas d'érection. A la verge cependant la sensibilité n'est pas complètement abolie, mais elle est très diminuée.

La sensibilité est normale à la partie interne des cuisses, en avant, sur les côtés, de même à la paroi abdominale. Le malade sent également aux jambes, aux pieds (*Schéma n° 1*).

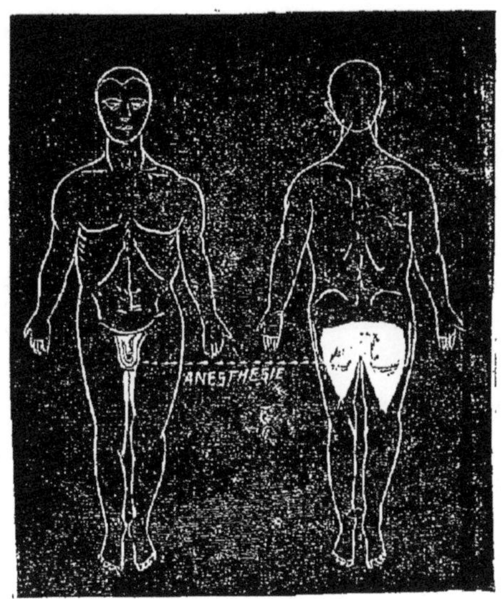

Schéma n° 1.

En somme on voit que le tracé de cette anesthésie répond au territoire cutané en rapport avec la troisième sacrée où elle est complète et empiète sur le territoire de la deuxième dans la partie supérieure seulement.

En comprimant le trajet des divers troncs nerveux, on provoque une légère douleur sur le sciatique ; la douleur à ce niveau a été beaucoup plus vive au début de la maladie et même cet homme a été soigné pour un sciatique double.

Les autres trajets nerveux ne sont pas sensibles à la pression.

Quand on essait de redresser le membre inférieur sur le tronc, pour chercher la douleur du sciatique à l'élongation, on ne peut pas y arriver à cause de la contracture qui se produit.

Réflexes. — Les réflexes rotuliens sont exagérés ; il y a presque de la trépidation épileptoïde. Pas de tremblement rotulien.

Si on recherche le réflexe de Babinsky, en chatouillant la plante du pied près de son bord interne, il n'y a de mouvements des orteils en aucun sens.

Le réflexe crémastérien existe à gauche ; il est aboli du côté droit. De même le réflexe abdominal est conservé à gauche et aboli à droite.

Ce malade présente des troubles du côté des sphincters. L'émission des fèces se fait difficilement ; il est obligé de les retirer avec ses doigts. Quand il tousse ou fait des efforts, l'urine part dans son pantalon (miction impérieuse, ce n'est pas de l'incontinence vraie). Pas d'albumine, ni de sucre.

Rien du côté des membres supérieurs et de la face. Pas de réflexe d'Argyll-Roberdson.

Enfin, et c'est là le point de départ des accidents précédents, il a une exostose de l'extrémité inférieure de son sacrum. On ne sent rien par le toucher rectal.

Troubles trophiques. — Comme troubles trophiques, il y a peu de chose à signaler. Les masses musculaires sont atrophiées aux mollets surtout du côté droit.

3 juin 1899. — Au point de vue de la motilité nous observons ce qui suit :

MEMBRE INFÉRIEUR	DROIT	GAUCHE	RÉSISTANCE passive	
			à droite	à gauche
Élévation des membres. .	trembt.	De même qu'à droite avec beaucoup moins de raideur dans les mouvements	=	=
Flexion cuisse	=		=	=
Extension id.	=		=	=
Adduction id.	–		=	=
Abduction id.	=		=	=
Rotation id.			=	=
Flexion jambe..........	=		=	=
Extension id.	=		=	=
Flexion pied...	=		=	=
Extension id.	=		=	=
Abduction id.			=	=
Adduction id.			=	=
Flexion orteils........	=		=	=
Extension id.	– raideur		=	=

Réflexes : - Plantaire : O.

Babinsky : douteux.

Rotulien : presque aboli à droite et un peu plus fort à gauche, pas de clonus du pied ni de la rotule.

Contracture : Quand le malade marche il raidit les jambes.

Troubles trophiques : O.

Sphincters. — Pas de miction impérieuse à proprement parler, laisse écouler seulement quelques gouttes d'urine.

Sur la fesse gauche à la partie moyenne en hauteur et à cinq centimètres environ de la ligne médiane en largeur, on sent dans la profondeur une petite masse dure de la grosseur d'un pois.

Le malade pour se rendre compte de sa sensibilité s'est assis sur un fourneau chauffé. Il n'a ressenti aucune brûlure et ne s'est aperçu de la plaie qu'en passant sa main sur ses fesses, où il porte les traces de sa brûlure.

La sensibilité recherchée au pinceau, au chaud et au froid donne le schema ci-dessous (*Schéma n° 2*) :

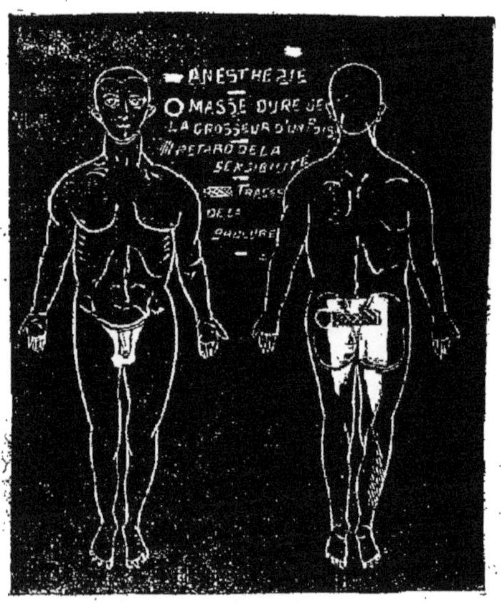

28 novembre 1899. — Le malade qui était sorti de l'hôpital rentre de nouveau pour phlegmon du talon.

Il y a amyotrophie considérable du mollet gauche plus

accentuée encore à droite. Extrême mollesse des masses musculaires du mollet droit.

Les réflexes sont exagérés.

Le scrotum est sensible.

10 décembre 1900. — Après avoir quitté l'hôpital, R... revient au bout d'un an environ, le 10 décembre 1900 et entre dans le service de M. le docteur E. Bureau

Notre excellent ami, le docteur Fargues qui était interne du service, avait pris l'observation suivante :

Depuis un an, le malade a constaté qu'à l'occasion de la marche ou d'une fatigue, sa jambe droite enfle assez vite. Il y a environ trois mois au niveau de son talon droit apparut un durillon que le malade attribue à la compression du soulier pendant la marche. Et à ce sujet il faut noter qu'en raison de l'affection médullaire dont il est atteint il s'appuie très peu sur la partie antérieure du pied et reporte presque tout le poids du corps sur les talons.

Ce durillon, douloureux à la pression s'ulcéra au bout de quelques jours et donna ainsi naissance à une petite excoriation rougeâtre d'où sortent quelques gouttes d'un liquide séro-purulent.

Actuellement, son pied droit et sa jambe droite sont œdématiés. Une traînée de lymphangite s'étend depuis le pied jusqu'à la moitié de la jambe. A la partie inférieure et postérieure du talon, existe une ulcération de la dimension d'une pièce de cinquante centimes. En même temps on observe des phénomènes généraux d'infection, fièvre vive, température au dessus de 39°.

Application de pansements humides sur la jambe et le pied ;

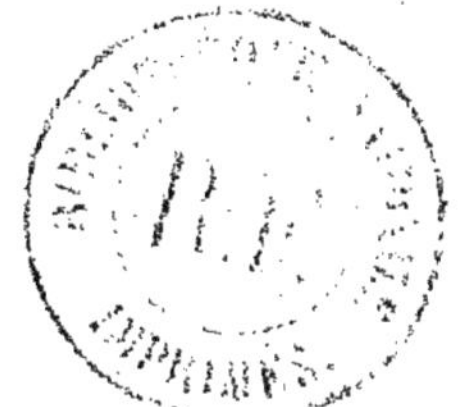

bientôt résolution de l'œdème; la lymphangite de la jambe disparaît, mais l'ulcération du talon ne s'améliore pas et au contraire s'élargit. Une suppuration abondante et fétide s'établit et fait issue par cet orifice à bords décollés.

Les jours suivants, l'ulcération et le décollement s'étendent. Des trajets fistuleux s'établissent à droite et à gauche du calcanéum dont une partie se nécrose.

Par la plaie s'éliminent des tissus sphacélés et du pus sanieux très fétide. Et même une seconde plaie cutanée se forme à la partie externe du talon, communiquant avec le premier par un trajet fistuleux.

La région mortifiée est insensible ainsi que les parties avoisinantes.

Des pansements à la créoline améliorent la plaie. Cependant un séquestre d'origine calcanéenne s'élimine par la plaie, à la suite de quoi la cicatrisation tend à se faire.

Le malade sort de l'Hôtel-Dieu dix jours plus tard, c'est-à-dire le 30 décembre, presque guéri, la cicatrisation de la plaie étant presque achevée.

Pendant ce séjour à l'hôpital certains troubles de la sensibilité ont été observés.

L'anesthésie dans la région des fesses et à la partie postérieure des cuisses n'a pas varié. Les bourses sont sensibles sur un certain territoire et anesthésiées dans d'autres. Une zone d'anesthésie s'étend sur le bord externe du pied droit, mais ne dépasse guère la cheville.

Le schema ci-dessous représente les zones d'anesthésie observées.

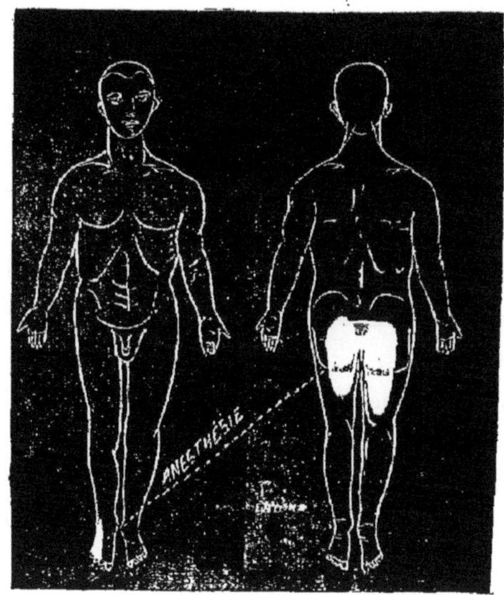

Schéma n° 3.

15 novembre 1902. — Le malade entre dans le service de M. le docteur E. Bureau, le 15 novembre 1902, pour récidive de son mal perforant plantaire et manifeste en outre les phénomènes suivants, consignés dans l'observation prise à cette époque par notre collègue et ami H. Lerat.

La lésion siège, comme aux autres fois, au talon : c'est une ulcération profonde, allant jusqu'à l'os qui est dénudé. Sous l'influence de pansements humides d'abord, puis secs, cette perte de substance se comble peu à peu en un mois et demi environ.

Le malade est en même temps atteint d'une lésion du cône terminal dont voici les symptômes observés à l'heure actuelle :

Les douleurs si violentes, continues ou fulgurantes que le malade éprouvait au début de sa maladie ont complètement disparu.

La pression du sciatique aux différents points de son trajet n'est plus douloureuse comme autrefois.

Les troubles de la marche sont moins accentués. Bien que le malade appuie très fortement sur le talon, l'extrémité du pied se pose néanmoins sur le sol, très légèrement, il est vrai, mais autrefois le talon seul appuyait à terre.

Quand on fait ramasser un objet à terre au malade, il n'immobilise plus sa colonne vertébrale comme il le faisait jadis. Il peut même le ramasser *sans plier les genoux*.

Les mouvements actifs sont bien conservés ; on observe bien à leur occasion quelques légers tremblements, mais on ne note pas de contracture.

Les mouvements passifs se font très bien.

La résistance musculaire semble normale. Elle serait peut-être un peu meilleure pour la jambe gauche.

Quand on commande au malade, se tenant debout, de fermer les yeux on observe quelques légères oscillations, qui ne vont pas jusqu'à lui faire perdre l'équilibre.

Sensibilité objective. — On note de l'anesthésie (piqûre, froid, chaud) au niveau des fesses et de la partie postéro-supérieure des cuisses.

On peut très facilement délimiter cette zone d'anesthésie.

Elle commence suivant une ligne droite horizontale, à 3 centimètres environ au dessus de la rainure interfessière. Puis au niveau des fesses proprement dites, elle occupe une surface limitée en dehors par une ligne verticale passant à cinq centimètres de la rainure et s'arrondissant légèrement vers le bas. A ce niveau elle n'est pas limitée en dedans, s'étendant jusqu'à l'anus qui lui-même est absolument insensible.

Cette zone à la partie postérieure des cuisses affecte la forme de 2 bandes triangulaires à sommet inférieur, s'arrêtant à 10 centimètres environ du creux poplité.

Le malade sent néanmoins le contact.

On note une autre zone d'anesthésie au niveau des organes génitaux, sur la partie médiane de la portion supérieure de la verge, sur toute la portion inférieure et sur la moitié inférieure de la peau du scrotum *(Schema n° 4 ; schema n° 5)*.

Les testicules au contraire sont excessivement sensibles

La sensibilité est normale ailleurs.

La pression du sciatique et son élongation par la manœuvre de Lasègue n'occasionne plus aucune douleur. Mais quand on appuie un peu fortement au niveau de l'épine iliane antéro-supérieure le malade ressent une douleur assez vive au niveau du sacrum.

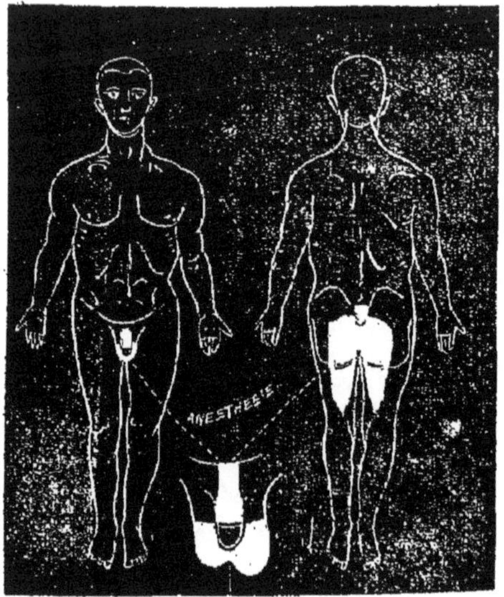

Schéma n° 4.

Réflexes. — *Rotulien*: + des deux côtés.

Quand on recherche le *signe de Babinski* on n'observe de mouvements du gros orteil ni dans un sens ni dans l'autre.

Abdominaux:	supérieur	=
	moyen	=
	inférieur	—
Crémastérien:	à gauche	—
	à droite	0
Tendon d'achille:		—

Troubles trophiques. – Atrophie des masses musculaires du mollet gauche ; c'est cependant le membre où la résistance musculaire semble la meilleure.

Fonctions génitales. — Actuellement le malade n'est plus impuissant. Il a de temps en temps des érections ; il a même eu quelques pollutions nocturnes. L'éjaculation est lente et au moment de l'expulsion du sperme il ressent des douleurs lancinantes dans la région lombaire.

Miction. — Le malade ressent très bien le besoin d'uriner et depuis six mois environ, il a très nettement la sensation du passage de l'urine.

Défécation. — Le malade ressent le besoin d'aller à la garde-robe. Mais il ne sent pas le passage des fèces, et la défécation est très lente et très pénible.

21 mai 1904. — Le 21 mai, nous faisons venir R... au service des consultations de M. le docteur Mirallié, afin de l'examiner à nouveau.

Il nous raconte un fait dont il n'avait jamais fait part.

Sept ou huit mois avant le début des accidents, un camarade en jouant lui avait donné un grand coup de fesses dans les reins (le camarade avait 10 à 15 centimètres de plus de taille, que lui). A ce choc, il avait plié le dos fortement en arrière et avait ressenti une vive douleur, qui avait duré une bonne demi-heure environ, puis tout avait disparu. Cette douleur siégeait à une région qu'il nous montre et qui correspond au milieu de la ligne qui rejoint les deux crêtes iliaques. C'est-à-dire au niveau de la deuxième lombaire. Et lorsque les accidents ont commencé, les douleurs se sont manifestées juste au niveau où il avait ressenti le choc.

Son eschare du talon persiste sans s'agrandir toutefois. Il porte constamment un pansement à la gaze iodoformée.

Les troubles de la sensibilité sont exactement les mêmes que ceux observés à la date du 15 novembre 1902, avec cette seule différence, que la pression de l'épine iliaque antéro-supérieure ne provoque plus de douleur dans la région du sacrum.

Sensibilité osseuse. — La recherche de la sensibilité osseuse, pratiquée avec le diapason de Bonnier. à 100 vibrations, nous donne les résultats suivants :

Immédiatement au dessous de la ligne qui rejoint en arrière les deux crêtes iliaques, sur la crête épineuse, on observe une diminution de la sensibilité osseuse ; c'est-à-dire que le malade sent très bien quand le diapason vibre fort, mais il ne sent plus dès que les vibrations diminuent d'intensité, alors qu'à ce même moment, le diapason reporté plus loin, dans une autre région quelconque, laisse percevoir ses vibrations, quoiqu'amoindries.

Cette diminution de sensibilité s'étend jusqu'au coccyx inclusivement et sur les ailerons du sacrum. Il semble en être de même au niveau des ischions. bien qu'il faille tenir compte de l'épaisseur des muscles à ce niveau.

Le reste du bassin, la symphise en particulier présentent une sensibilité normale ainsi que les membres inférieurs, sauf cependant au pied droit ; au niveau du talon en effet, et sur le bord externe du pied droit ou la sensibilité est diminuée dans les mêmes conditions qu'aux autres régions.

On peut donc dire, que le schema de sensibilité osseuse n'est que le calque du schema représentant les zones d'anesthésie cutanée avec cette différence qu'au lieu d'anesthésie il y a seulement diminution, sans retard.

L'application du diapason sur la peau laisse des empreintes

rougeâtres de la largeur du talon du diapason, qui se traduisent par des trainées, là où on a promené le diapason sans le soulever. Ces empreintes et ces trainées rappellent par leur aspect le bourrelet de l'erysipèle ou celui provoqué par l'application d'une tige de fer chauffé au rouge sombre.

Notons pour terminer que ni la radioscopie ni la radiographie n'ont jamais rien donné de résultats chez ce malade.

OBSERVATION II (Inédite).

Personnelle.

Louis R... 27 ans, manœuvre, né à Bourgneuf (Loire-Inférieure), le 21 juin 1877 entre à l'Hospice Général de Nantes, le 5 mai 1904, dans le service de M. le Docteur Mirallié. Bien que nous n'y soyons plus attaché, le service de notre ancien Maître nous étant toujours resté si largement ouvert, il nous a été possible de prendre l'observation suivante concernant ce malade.

A. H. — Père mort de pneumonie.

Mère bien portante.

Un frère et trois sœurs dont une seule n'est pas très bien portante.

A. P. — Hydrocèle gauche opérée à 21 ans.

Fièvre typhoïde à 21 ans, assez longue, soignée à l'Hôtel-Dieu (salle 8).

Trois ou quatre mois après pleurésie gauche disparue sans ponction.

Bronchites fréquentes depuis l'âge de 14 ans.

Pas de maladies vénériennes, pas d'éthylisme.

Etiologie. — Début 15 janvier 1903, douleurs dans la région lombaire et en ceinture, douleurs continues.

Vers le 6 février il est obligé d'arrêter son travail, les douleurs toujours continues avaient encore augmenté d'intensité. Il entre à l'Hôtel-Dieu où M. le Docteur Ollive diagnostique un mal de Pott. Le malade marche alors avec des béquilles et vers la 7e dorsale on aperçoit une gibbosité. Les jambes semblent alors se dérober. Le malade nous dit que dès cette époque la sensibilité était alors complètement abolie, les mouvements étaient possibles quoique moins libres. Sur la face interne de la cuisse droite, il avait eu un abcès froid ponctionné

Dès le mois de juillet, les mouvements étaient abolis, la sensibilité disparut complètement en certains points et l'observation prise à cette époque signale les réflexes exagérés et l'existence du signe de Babinsky. Les sphincters sont respectés quoiqu'il y ait une constipation opiniâtre. Les mictions se font bien et les urines sont normales.

Le lendemain de son entrée à l'Hospice Général, c'est-à-dire le 6 mai 1904, l'examen du malade nous donne les résultats suivants : tumeur blanche non suppurée, des deux genoux. On fait un appareil silicaté.

Motilité. — Membre supérieur : normal.

Membre inférieur : tous les mouvements sont abolis sauf la flexion de la cuisse sur le bassin, qui semble persister encore un peu, mais très diminuée, presque nulle.

Néanmoins, phénomène bizarre, pour faire un mouvement quelconque même assez étendu (dans le décubitus horizontal au lit, le malade ne pouvant se tenir debout, puisque ses jambes se dérobent sous lui) de n'importe quel segment du membre inférieur, il lui suffit de prendre entre son pouce et son index la peau lâche de sa cuisse amaigrie et en déployant une force bien insuffisante pour soulever ce membre en temps ordinaire, il arrive par une sorte de réflexe à exécuter un mouvement. Ce mouvement est quelconque il n'en mesure ni la portée, ni l'étendue, il n'en est pas maître. A propos d'un mouvement il peut en faire un autre, également indépendant de sa volonté. En résumé sous l'influence de cette légère traction sur la cuisse son membre inférieur exécute au hasard différents mouvements de flexion, d'adduction ou d'abduction plus ou moins combinés, mais indépendamment du gré du malade. — On n'observe pas de contracture.

Sensibilité cutanée. — Elle est conservée dans toute la partie supérieure du corps, située au dessus d'une ligne horizontale passant par l'ombilic. La perception du contact (pinceau, piqûre) subit un retard notable et est très mal localisée au dessous de cette ligne. En arrière, il y a anesthésie complète sur toute une zône indiquée sur le schema n°5.

Il y a anesthésie complète des bourses, mais les testicules restent sensibles *(Schema n° 5).*

Pas de douleurs des nerfs périphériques à la pression ; quand on pique le malade, bien qu'il ne sente rien, ses membres inférieurs se mettent à trembler et *pendant ce tremblement l'anesthésie est complète, même là où elle était perçue avec retard.*

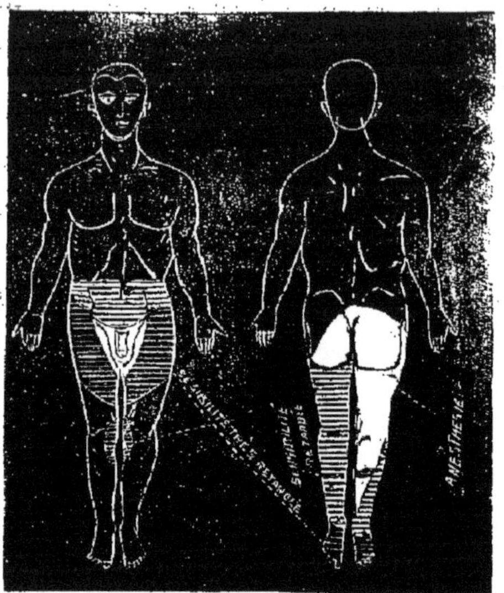

Schéma n° 5.

Réflexes. — Rotuliens +, crémastériens 0, abdominaux 0. Le signe de Babinski existe des deux côtés.

Tremblement épileptoïde du pied et de la rotule 0.

Sphincters. – Durant le jour, il sent le besoin d'uriner mais ne peut se retenir ; la nuit, la miction est absolument involontaire.

Constipation opiniâtre, parfois cependant diarrhée. Dans ce dernier cas, il y a incontinence complète des matières.

Jusqu'à présent, lorsqu'il urinait, il ne sentait pas le passage de l'urine le long de son canal, mais depuis deux ou trois jours il commence à sentir. Le passage des matières dans le rectum et à l'anus est encore inconscient.

Troubles trophiques. – Une eschare sacrée large comme une main d'enfant et une eschare fessière à droite, un peu en dedans de l'ischion existent. Ces deux eschares sont profondes, suppurent etsont très douloureuses. Elles ont commencé à s'ulcérer il y a quelques semaines.

Empâtement de la colonne vertébrale partant de la septième vertèbre dorsale et allant jusqu'au sacrum.

Sensibilité osseuse. — Le 4 juin nous recherchons la sensibilité osseuse de ce malade, ayant différé pour cet examen parce que le malade était très fatigué par les longs interrogatoires. Soumis pendant trois semaines à un régime reconstituant, il a pris quelques forces et est mieux en état de subir l'examen ; ses eschares, d'autre part, sous l'influence de pansements antiseptiques, se sont légèrement améliorées.

Les vibrations sont nettement perçues dans toute la partie supérieure du corps, mais au niveau du sacrum, de l'ischion droit, sur tout l'os coxal droit, sur le fémur et le bord interne du tibia, elles ne le sont pas du tout ; il y a anesthésie complète, bien que plus on descende vers les parties inférieures du membre, plus il semble qu'il y ait un soupçon de perception ; mais le malade n'est pas affirmatif.

En avant la sensibilité osseuse est abolie au niveau de la symphise pubienne et des épines iliaques aussi bien à droite qu'à gauche.

Le membre inférieur gauche, semble moins touché, la sensibilité est seulement diminuée, c'est-à-dire que le malade perçoit les fortes vibrations, mais dès que celles-ci faiblissent d'intensité, il ne sent plus, alors que ces vibrations, même moins fortes, sont perçues sur les parties saines.

La pression du talon du diapason aux environs des eschares, produit des tiraillements des téguments, qui provoquent de vives douleurs au niveau de la plaie.

OBSERVATION III (Inédite).

Due à l'obligeance de le professeur Mirallié, de Nantes.

M. X..., lieutenant de transatlantique.

En mars 1898, cet officier de la marine marchande a fait naufrage. Il est resté cinq jours en mer sans manger, mais s'est remis très facilement de cet accident.

Il n'a jamais eu la syphilis, on ne trouve pas non plus chez lui d'alcoolisme, ni de bacillose.

Au mois de septembre de la meme année 1898. c'est-à-dire environ sept mois après son naufrage, il ressent dans le genou et dans le pied gauche des douleurs spontanées et continues.

A la pression, on provoque également des douleurs au niveau du mollet et de la cuisse. Ces douleurs, tout d'abord vont en augmentant d'intensité, puis diminuent et enfin restent stationnaires.

Il a de la difficulté pour marcher, la jambe gauche est lourde,

Il a également de la difficulté pour uriner : la miction est douloureuse, impérieuse, mais il n'a pas d'incontinence.

On observe également de la constipation.

13 décembre 1898. — *Motilité,* — Membre inférieur gauche :

Au lit, motilité normale ; il accomplit tous les mouvements commandés : extension, flexion, abduction et adduction.

Il résiste bien aux mouvements passifs de flexion, mais pas aux mouvements d'extension.

Membre inférieur droit :

La force musculaire active et passive est normale. Tous les mouvements s'exécutent avec la plus parfaite intégrité

Sensibilité. Membre inférieur gauche :

Les sensations de chaud, de froid, de piqûre et de contact sont perçues normalement, sauf sur la partie moyenne de la cuisse en arrière, où, suivant une zone triangulaire à sommet inférieur et aboutissant à quelques centimètres au dessus du creux poplité et à base supérieure correspondant au pli fessier, il y a anesthésie complète à tous les modes.

Membre inférieur droit :

La sensibilité est seulement diminuée sur une zone topographiquement semblable à celle du côté gauche *(Schema n° 6)*.

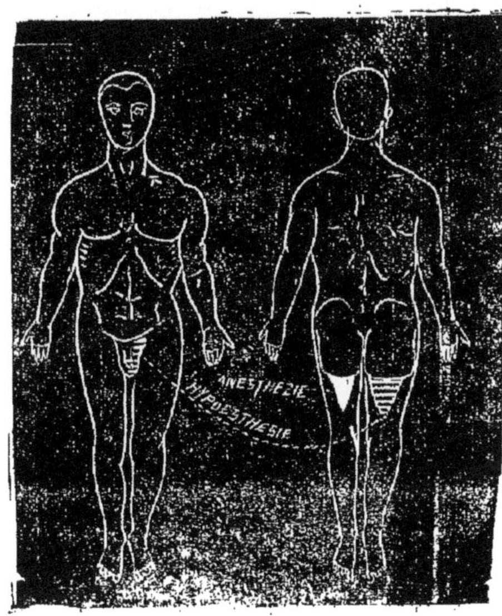

Schéma n° 6.

Réflexes. — Membre inférieur gauche :

Rotulien +,

Tendon d'Achille +.

Phénomènes du pied et de la rotule +.

Crémastérien —.

Abdominaux =.

Membre inférieur droit :

Mêmes résultats qu'à gauche, mais moins accentués, sauf le réflexe crémastérien qui est conservé.

Organes génitaux. — Diminution de la sensibilité sur la partie gauche des bourses. - Testicules sensibles (La sensibilité du périnée est normale).

Douleurs. — Douleurs à la pression au mollet et à la cuisse, Douleurs, également à la pression, au niveau de l'articulation gauche sacro-iliaque et à la partie inférieure de la région sacro-lombaire.

On fait le toucher rectal qui n'est pas douloureux et qui ne donne aucun renseignement.

Le palper abdominal n'en donne pas davantage.

Au bout de quelques mois, le malade a pu s'embarquer de nouveau.

OBSERVATION IV (Inédite).

Personnelle.

Mlle J. G., 37 ans, entre dans le service de M. le docteur Mirallié, à l'Hospice Général de Nantes, le 3 novembre 1903.

Débuts de la maladie. – Cette personne, au mois de juillet 1903 a ressenti dans la cuisse droite des douleurs, qui ont duré trois semaines. Des douleurs lombaires sont venues s'ajouter, forçant la malade à se courber. Au bout de deux mois, elle a commencé à se redresser et maintenant elle ne souffre plus ou peu.

Depuis le commencement de la maladie, elle ne sent plus le besoin de défécation, et sent mal le besoin d'uriner.

Elle a des fourmillements dans les jambes et des engourdissements qui n'existent plus à l'heure actuelle

A son entrée dans le service, date à laquelle nous l'examinons, le besoin d'uriner se fait mieux sentir.

Sensibilité. Un peu diminuée sur la rainure interfessière *du côté droit.*

Sensibilité normale sur les fesses et les membres inférieurs.

Elle est normale aussi sur les organes génitaux.

Réflexes. — Rotuliens, achilléen, abdominaux sont normaux ; le signe de Babinsky n'existe pas.

Pas de phénomène du pied ni de la rotule.

Motilité. — Tous les mouvements se font bien, la résistance passive est normale.

Elle marche mieux qu'au début, mais elle a encore de la difficulté et traîne la jambe droite.

Troubles génito-urinaires. – Pas de troubles de la menstruation.

Les fonctions urinaires sont complètement rétablies. Mais la constipation persiste et le passage des fèces n'est pas perçu.

Il y a donc eu trouble des fonctions urinaires ; du côté du rectum, les phénomènes persistent.

Les réflexes sont normaux. Mais une petite zone d'hypoesthésie est localisée à droite, et la difficulté de la marche porte sur le même côté. Le cône est donc touché, mais il l'est légèrement, vers la pointe et dans une seule de ses moitiés, On porte le diagnostic d'*hémicône du côté droit.*

La malade nous quitte au bout d'un mois dans le même état ; nous ne l'avons pas revue.

OBSERVATION V (Inédite).

Personnelle.

Mlle Célestine B.., 24 ans, se présente à la consultation des maladies nerveuses de l'Hôtel-Dieu de Nantes, en février 1902, et raconte les faits suivants concernaut le début de sa maladie :

Elle eut en novembre 1899 une grande contrariété qui la fit pleurer pendant un an, et en décembre 1900 elle a ressenti les premières crampes dans les reins et dans les cuisses, surtout la nuit. Le maximum des douleurs se faisait surtout sentir le soir ; le matin, au contraire, elle éprouvait un certain soulagement.

Elle souffrait dans les reins, les fesses, les hanches et le devant des jambes. Dès le début, la malade a boité et ressentait une fatigue générale. Le soir elle ne pouvait parler ; elle était prise de spasmes de la glotte et la respiration était très difficile; la bouche était très sèche. Elle dormait peu et encore fallait-il user d'hypnotiques : morphine, chloral.

Elle n'avait cependant ni maux de tête, ni fièvre ; l'appétit était relativement bon, mais elle souffrait souvent de l'estomac. Des douleurs la torturaient environ deux heures après les repas ; elle avait des flatulences et constatait dans les selles que lui permettait une constipation opiniâtre, la présence de glaires et de fausses membranes :

Après une selle particulièrement chargée, l'entéro-colite ne se manifesta plus en aucune manière. Cette jeune fille bien réglée d'ordinaire ne vit plus ses règles à partir du mois de juin 1901, date à partir de laquelle elle s'alita. Elle ne se levait que pour s'allonger sur une chaise longue.

L'état moral était mauvais : la malade était devenue irascible et susceptible.

Depuis le mois de décembre 1901, elle éprouve une certaine amélioration ; elle marche en traînant la jambe droite, qui est actuellement la moins douloureuse ; elle repose un peu la nuit, mais les douleurs qui n'ont pas complètement disparu apparaissent surtout le soir.

Examen de la malade — Membres supérieurs normaux.

MEMBRE INFÉRIEUR	DROIT	GAUCHE	RÉSISTANCE passive des 2 côtés
Élévation du membre	—	=	=
Flexion cuisse..............	—	=	=
Extension id.	=	=	—
Adduction id.	—	=	=
Abduction id.	—	=	=
Rotation id.	=	=	=
Flexion jambe...............	=	=	=
Extension id.	=	=	=
Flexion pied................	—	=	=
Extension id.	—	=	=
Abduction id.	=	=	=
Adduction id.	=	=	=
Flexion des orteils.........	-	=	=
Extension id.	—	=	=

Sensibilité. — Il y a une zone d'anesthésie complète à tous les modes, qui s'étend en arrière suivant une ligne horizontale passant à peu près au niveau de la partie supérieure de la troisième vertèbre sacrée, c'est-à-dire un peu au dessus du milieu de la hauteur de cet os. Cette zone descend en bas jusqu'à la pointe du coccyx pour se continuer sous forme d'un triangle à sommet dirigé en bas jusqu'à 10 centimètres environ au-dessus du creux poplité du côté droit. En largeur elle couvre les 2/3 de la surface des fesses. Du côté gauche la topographie est la même, sauf toutefois que l'anesthésie descend moins bas et ne va guère à plus de 10 centimètres au-dessous de la rainure fessière.

Au pied droit on observe, en dessus comme en dessous, une anesthésie qui couvre la moitié externe du pied et remonte jusqu'à la malléole externe (*Schéma n° 7*).

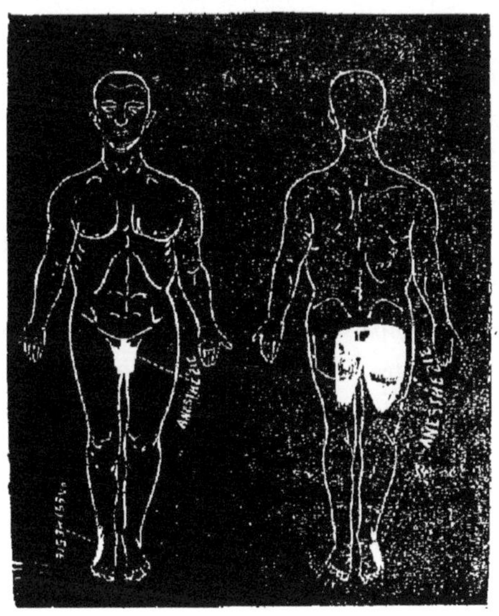

Schéma n° 7.

Réflexes. — Rotuliens et achilléens, diminués surtout à droite.

Le signe de Babinski existe à droite. On observe une ébauche de contracture au membre inférieur droit

On n'observe pas de troubles trophiques. Mais au niveau de la première vertèbre lombaires qui est douloureuse à la pression, on observe une légère scoliose à concavité gauche, laquelle scoliose existerait depuis peu de temps. Un peu de lordose.

Marche. — Elle traîne les pieds en marchant et projette la jambe droite en avant.

On lui fait des pointes de feu au niveau de la région lombaire et des injections de cocodylate de soude intra musculaires, dans les fesses.

Février 1903. — La malade entre à l'Hôpital général le 8 février 1903; nous prenons l'observation suivante : La malade a de la diarrhée à son arrivée. La scoliose ne semble pas avoir augmenté; en revanche la lordose a augmenté. La vulve est très reportée en arrière.

La pression des vertèbres lombaires est douloureuse. Certains jours, elle ressent des douleurs violentes dans tout l'abdomen, surtout au-dessus du pubis. Ces douleurs sont profondes et la malade les compare à une infinité de piqûres d'aiguilles, ou à des coups répétés. Quelquefois elles sont superficielles, puisque le simple fait d'effleurer la peau la fait crier tempérament très nerveux). Pas de rétention d'urine (on la sonde 2 ou 3 fois, et on retire 150 à 200 gr.).

On met la malade dans une gouttière de Bonnet le 16 février Les crises douloureuses deviennent si violentes qu'on doit l'en sortir au bout de 4 à 5 jours et on est obligé de lui faire des piqûres de morphine,

La constipation est opiniâtre. La malade doit comme chez elle aider avec ses doigts l'issue des matières fécales.

Les lavements ne pénètrent pas, pas plus que les sondes rectales ; elles sont arrêtées à 15 centimètres de l'anus.

On ne trouve rien au toucher rectal.

Motilité :

MEMBRE INFÉRIEUR	DROIT	GAUCHE	RÉSISTANCE passive	
			à droite	à gauche
Élévation du membre.......			0	0
Flexion de la cuisse......		0	0	0
Extension id.		-	0	0
Adduction id.		0	0.	0
Abduction id.	—	0	0	0
Rotation id		0	0	0
Flexion jambe..........		0	0	0
Extension id.		0	—	—
Flexion pied..........		0	0	0
Extension id.		0	0	0
Abduction id		0	0	0
Adduction id.	0	0	0	0
Flexion orteils		0	0	0
Extension id.		0	0	0

La motilité a complètement changé en un an.

Sensibilité. — La topographie est la même que l'année dernière, avec cette différence que les zones se sont un peu étendues.

Aux fesses, la zone d'anesthésie a dépassé le coccyx et l'anus, et gagné la partie postéro-interne des cuisses ; elle descend ainsi à 7 ou 8 centimètres plus bas que l'anus.

Au membre inférieur, l'anesthésie a envahi tout le pied droit, région plantaire et dorsale, les deux malléoles et toute la moitié externe de la jambe. Le membre inférieur gauche est respecté (*Schéma n° 8*).

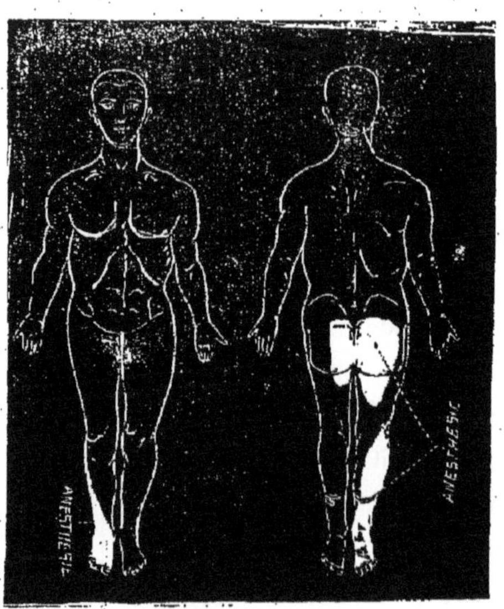

Schéma n° 8.

Réflexes. — Rotulien et achilléen, 0.
Signe de Babinski, 0.

On n'observe aucune contracture, mais il y a une infiltration œdémateuse assez considérable des deux jambes.

La malade tient à quitter l'hôpital. Elle part le 1er mars, c'est-à-dire trois semaines après son entrée. Elle s'en va chez elle, où elle continue à être soignée par son médecin habituel qui a bien voulu nous communiquer les renseignements suivants :

Quelques jours après son retour chez elle, la malade fit de la *parésie intestinale* qui alla en augmentant jusqu'à *véritable occlusion* (pas d'émission de gaz, ni de selles, vomissements nettement fécaloïdes). A la suite de purgatifs et d'irrigations intestinales, elle finit par évacuer complètement son intestin, qui resta cependant paresseux jusqu'à la fin et nécessita à plusieurs reprises des laxatifs et des purgatifs.

La voussure lombo-sacrée alla toujours en augmentant et l'angle formé devint de plus en plus aigu.

Le 10 mars, apparut à la partie supérieure de la fesse droite *une eschare avec fistule*. dont le trajet est oblique en haut et à gauche.

L'eschare alla en s'accroissant jusqu'à laisser le sacrum à nu.

La malade se plaignait constamment du bas-ventre et avait de la difficulté pour uriner.

Le frôlement le plus léger de la peau lui arrachait des cris, tandis que la pression sur une large surface était moins douloureuse.

A noter, le 22 mars, une luxation double de la mâchoire inférieure, dans un effort de baillement.

Les membres inférieurs restaient inertes sur le lit et étaient le siège d'élancements douloureux que la morphine calmait à peine.

La suppuration provenant de l'eschare devint abondante ; la fièvre s'éleva subitement le 3 avril ; le pouls devint petit et accéléré, et la malade succomba le 30 avril.

La sensibilité très difficile à prendre dans les derniers temps, était toujours exagérée au moindre frôlement de la peau aussi bien sur les jambes que sur la paroi abdominale.

OBSERVATION VI

Kirchoff *(Archiv. für psych. und Nervenkrankleiten 1894).*

Pierre G..., paysan, 30 ans. Chute de cheval en mai 1881. Immédiatement, violentes douleurs dans le dos et les jambes.

Garde le lit trois mois avec impossibilité de marcher.

Au début, rétention d'urine. Au bout de trois semaines, incontinence d'urine et des matières. Seuls les phénomènes douloureux et l'impuissance motrice s'améliorent. Il entre à l'hôpital le 26 octobre 1881 pour l'incontinence d'urine et des matières.

Au niveau de la première vertèbre lombaire, légère difformité et douleur à la pression. Pas de paralysie musculaire, pas d'anesthésie; les réflexes tendineux sont légèrement augmentés. Mort le 1er décembre 1882 avec phénomènes de cystite.

Autopsie. — La première vertèbre lombaire est applatie de haut en bas en forme de coin, la pointe dirigée en avant, sa base proémine en arrière dans le canal vertébral dont elle rétrécit la lumière, comprimant l'extrémité inférieure de la moelle épinière environ trois centimètres au-dessus du filum terminale.

L'examen microscopique de la moelle montrait des lésions banales de compression au niveau lésé; les nerfs sacrés étaient altérés.

Le cône terminal présentait des lésions considérables. Atrophie des cellules de la substance grise. Atrophie très marquée sortie du troisième nerf sacré du côté droit. De ce même côté les cordons blancs sont très aplatis, si bien qu'au-dessous du troisième nerf sacré, la substance blanche manquait dans le cordon latéral du côté droit.

La corne antérieure du côté droit sur toute sa hauteur, ne présentait de cellules que dans le groupe antéro-médian. Il en était de même de la corne postérieure du même côté.

Kirchoff attribue la paralysie ano-rectale à la lésion du noyau sacré de Stiling, correspondant à la région d'origine des troisième et quatrième nerfs sacrés.

En résumé : Compression et dégénérescence du cône par la première vertèbre lombaire déplacée.

OBSERVATION VII

Dr Sarbo (de Buda-Pesth).

(In Arch. für Psych. and Nervenkrank, 1893).

Homme de 49 ans. En 1876, tombe sur le dos d'un cinquième étage. Paraplégie douloureuse sensitivo-motrice immédiate. Incontinence vésicale et rectale, puis rétention d'urine avec incontinence.

La marche revient, bien que pénible. Le malade perd ses matières et ses urines. Les réflexes sont conservés. Pas d'atrophie musculaire. Le pied est en griffe avec extension des premières phalanges des orteils, flexion des deux dernières.

Analgésie périanale et de la muqueuse anale.

Pas de réflexe anal. Les muscles fessiers sont atrophiés avec contraction fibrillaires Hypoesthésie du scrotum, du pénis, des fesses et du tiers supérieur de la face postérieure des cuisses.

Anesthésie de l'urèthre.

Suppression des érections.

Mort par cancer du poumon.

Autopsie. — Macroscopiquement. le cône est aplati d'avant en arrière du premier nerf sacré au cinquième, lésion profonde de la substance médullaire, avec maximum dans le domaine des troisième et quatrième nerfs sacrés.

Microscopiquement : destruction complète des éléments nerveux au niveau des troisième et quatrième nerfs sacrés. Glyomatose.

Plus haut, les cornes antérieures sont visibles.

La lésion marquée au niveau des cornes et des cordons antérieurs est complètement destructive au niveau des parties postérieures.

Les racines sont moins altérées ; les troisième et quatrième nerfs sacrés ne présentent pas d'altération microscopique.

La moelle au-dessus du troisième nerf sacré, est atteinte légèrement ; elle devient tout à fait normale au niveau du quatrième nerf lombaire.

En résumé : Lésion légère des racines sacrées ; lésion profonde de la moelle à partir des troisième et quatrième segments sacrés ; la lésion remonte plus haut. mais moins accentuée,

OBSERVATION VIII

Dr Oppenheim *(Arch. für Psych. und Nervenkrank 1888).*

Homme, 24 ans, tombe sur les reins d'un deuxième étage. Paraplégie transitoire. Rétention, puis incontinence d'urine avec insensibilité de l'urèthre, incontinence fécale. Plus d'érections ni de pertes séminales.

Gibbosité au niveau des première et deuxième vertèbres lombaires; endolorissement local. Affaiblissement des muscles du mollet.

Réflexes rotuliens exagérés; achilléens abolis.

Anesthésie de l'anus, des fesses, du scrotum, du périnée, du pénis, et d'une petite partie de la région interne de la cuisse.

Mort par infection vésicale.

Autopsie. — La première vertèbre lombaire fracturée comprime la moelle au niveau du cône. Lésion légère des parties antérieure et latérale de la moelle; destruction complète des parties postérieures. Les racines qui sortent des parties lésées de la moelle sont altérées, mais elles sont les seules. La lésion médullaire remonte par dégénérescence des cordons de Goll jusqu'au renflement lombaire.

En résumé : Lésion du cône et des seules racines qui en partent. Dégénérescence des cordons postérieurs, jusqu'au renflement lombaire.

OBSERVATION IX

Gowers (Transactions of the pathological Society of London, t. XXVII.

Homme atteint d'ataxie locomotrice avec sclérose de cordons postérieurs, présente une tumeur dans le cône médullaire. Cette tumeur contenait des fibres musculaires striées, était haute de 1/2 pouce, large de 1/2 pouce d'avant en arrière et mesurait transversalement 3/8 de pouce Quelques faisceaux nerveux de la queue de cheval de côté gauche faisaient corps avec la tumeur.

Cette tumeur, un myo-lipome, s'était développée sur la pie-mère et était entourée d'une capsule formée par un tissu analogue à la pie-mère Les fibres des racines postérieures présentent une dégénérescence ascendante ; les racines antérieures étaient complètement indemnes

Les faisceaux musculaires des néoplasmes étaient nettement striés.

OBSERVATION X

Herter (*New-York méd. journal* 1891).

Homme de 30 ans. Reçoit un poids assez lourd dans la région lombaire. Paraplégie, plus tard limitée. Paralysie des sphincters. Atrophie au-dessous des genoux. Anesthésie complète dans la région périano-génitale. Hypoesthésie à la face postérieure des cuisses, aux talons et aux mollets.

Mort après laminectomie.

Autopsie. — Destruction du cône par hématomyélie. Quelques filets de la queue de cheval sont entourés par des caillots.

OBSERVATION XI (Résumée).

De Fleury (Thèse de Bordeaux 1901).

Un homme de 29 ans, dans un accès de somnambulisme, se laisse choir sur le sacrum d'une hauteur de six mètres. Il présente immédiatement : rétention d'urine, constipation opiniâtre, hypoalgésie du scrotum, du périnée et des cuisses.

Quinze jours après, à la rétention succède brusquement l'incontinence d'urine, et la constipation se complique d'incontinence fécale, au moment des selles. Deux mois après l'accident apparition d'une eschare du sillon interfessier.

Trois mois après sa chute : incontinence d'urine, incontinence des matières fécales, intégrité des fonctions génitales avec, cependant, précocité de l'éjaculation, atrophie des muscles du mollet, une déformation des pieds analogue au pied raccourci de Friedreich, zone d'hypoalgésie à la piqûre et à la température, étendue à la peau de la région anale, du sacrum, du périnée, du scrotum et du pénis, une eschare du sillon interfessier.

Trois mois plus tard, on note : persistance des troubles

sphinctériens, atrophie des muscles du mollet et augmentation de la déformation des pieds, limitation de l'hypoalgésie à la région sacro-périnéale, cicatrisation de l'eschare.

OBSERVATION XIII

Dr Oppenheim (*Arch. für Psych. und Nervenkrank 1888*).

Homme, 24 ans, chute d'un deuxième étage

Paraplégie, rétention d'urine suivie d'incontinence, anesthésie de l'urèthre. Incontinence des matières fécales. Pas d'érection ni de pertes séminales.

Gibbosité dans la région des première et deuxième vertèbres lombaires, avec sensibilité des apophyses épineuses à la percussion,

Pas d'atrophie musculaire sauf un peu au mollet.

Réflexe rotulien exagéré, du tendon d'Achille aboli.

Paralysie complète de la vessie et du rectum.

Anesthésie de l'anus, des fesses, du scrotum, du périnée, du pénis et d'une légère portion de la partie interne des cuisses.

Le malade peut marcher et courir.

Mort par suite d'infection vésicale.

Autopsie. — Compression par fracture guérie de la partie inférieure de la moelle (1re lombaire).

Examen microscopique. — Dans le renflement lombaire la lésion est limitée au cordon de Goll Au niveau du cône terminal, les cordons postérieurs ont complètement disparu, tandis que les parties antérieures et latérales de la moelle sont relativement respectées.

Plus haut, dans la moelle, on ne trouve que la dégénérescence ascendante des cordons de Goll.

Les racines de la queue de cheval sont dégénérées et forment un cordon fibreux avec les enveloppes de la moelle. Cette dégénérescence se restreint aux racines qui sortent de la région lésée dans la moelle.

OBSERVATION XIII (Résumée).

De Fleury (Thèse Bordeaux 1901).

Homme de 35 ans, fait une chute de 19 mètres de haut, tombe assis puis sur la tête.

Perte de connaissance, douleurs aux reins.

Rétention d'urine, constipation, marche possible.

La rétention devient de l'incontinence vésicale et rectale.

Anesthésie de la verge, des bourses, du périnée et de la région fessière.

Réflexes rotuliens normaux, achilléens abolis. Aux fesses, à la face postérieure de la cuisse droite, l'excitabilité faradique est diminuée et la secousse est lente sans inversion de la formule.

OBSERVATION XIV (Résumée).

De Fleury. (Thèse Bordeaux 1901).

Homme de 28 ans, tombé six ans auparavant d'une charpente Chute sur les talons, puis sur le sacrum.

Immédiatement paraplégie sensitivo-motrice complète, mais transitoire.

Rétention de l'urine et des matières.

Deux mois après : la marche est devenue possible, les membres inférieurs sont redevenus sensibles, la rétention s'est transformée en incontinence. Erection conservée. coït possible et fécond, mais perte de sensation de passage du sperme dans l'urèthre, mal perforant après piqûre, déformation croissante des deux pieds aboutissant au type « pied de Friedreich », anesthésie dissociée (analgésie) périnéo-ano-fessière et à la face postérieure de la cuisse, atrophie complète des gastro-cnémiens.

OBSERVATION XV (Résumée).

Professeur Pitres, de Bordeaux (*in* thèse De Fleury, 1901).

Cultivateur robuste, fait un travail excessif et s'assied sur un tas de sable humide pour se reposer. Il sent « son derrière glacé ».

Le lendemain, il ne sent plus son fondement et veut aller à la garde-robe, mais en vain, et ne peut pas non plus uriner.

Le surlendemain, même état et douleur dans les mollets, engourdissement des jambes, marche difficilement. Plus d'érections. On le purge, il va à la garde-robe, mais ne sent pas passer les matières. Incontinence consécutive. L'anus est béant et le malade ne peut pas garder les lavements.

Quinze jours après, amélioration, les jambes reprennent leurs forces, la marche est plus facile. Les troubles sphinctériens persistent. La sensibilité des membres qui avait disparu réapparaît. Les testicules sont restés sensibles.

Les *réflexes :* Abdominaux, testiculaire, rotuliens, achilléens plantaires, diminués.

Les douleurs ont disparu, il n'y a pas d'atrophie musculaire; pas de déformation des pieds.

L'anus reprend un peu sa tonicité, et peut garder les lavements : la constipation et la rétention d'urine persistent.

Traitement : Pointes de feu et ergot de seigle. On lui donne un peu de strychnine et des sinapismes sur le sacrum.

OBSERVATION XVI

Raymond (*Clinique*, 1895, p. 203).

Maçon occupé à cueillir des fruits sur un arbre et pris tout d'un coup de douleurs violentes dans la région lombaire. Il perd connaissance et quand il vient à lui il se met à pousser des cris tellement ses souffrances sont violentes.

Constipation et rétention d'urine, puis incontinence. Plus tard, intégrité de la motilité des membres inférieurs. Douleurs spontanées, en ceinture, persistant 18 mois après le début des accidents.

Anesthésie périanale et périano-génitale avec participation de la face postérieure des cuisses. Insensibilité profonde.

Erections conservées, mais sans aucune sensation pendant le coït, l'éjaculation même n'étant pas perçue.

Diagnostic : Hématomyélie du cône terminal.

OBSERVATION XVII

Raymond et Cestan (*Clinique du système nerveux*, vol. IV, an. 1897, 1898).

Homme, 46 ans, sans antécédents héréditaires fait une chute sur le sacrum de 10 mètres de haut. A la suite, paraplégie transitoire et troubles sphinctériens. Peu à peu, disparition des troubles moteurs des jambes et bientôt état stationnaire consistant en incontinence des matières, troubles de l'urination, avec envie impérieuse, sans incontinence vraie des urines. Troubles du coït avec érections légères encore possibles et éjaculation, mais sans force et sans sensation voluptueuse, anesthésie cutanée à tous les modes de la région périnéo-anale Etat sans modification cinq années durant, puis mort rapide en trois jours des suites d'une infection suraiguë.

Autopsie. — La colonne vertébrale n'est pas déformée, le sacrum est intact, sans trace d'ancienne fracture. La moelle est libre dans ses enveloppes, sans pachyméningite, les nerfs de la queue de cheval ne sont pas comprimés. Mais le cône terminal est petit, sclérosé par un ancien foyer de myélite. La lésion a complètement détruit en effet les cinquième et quatrième segments sacrés ; vers le troisième segment sacré elle se localise rapidement vers la base de la corne antérieure gauche et la moelle reprend son aspect normal vers le deuxième segment sacré. Sur une coupe passant par le cinquième segment, les racines rachidiennes les plus rapprochées de la moelle sont atrophiées, englobées dans la pie mère, très épaissies ; les racines périphériques lombaires, par suite, sont au contraire parfaitement saines. Au centre l'épendyme est en réaction proliférative, sous forme d'amas épithéliaux qui encombrent sa lumière, sous forme de boyaux ou de cellules isolées qui pénètrent dans le tissu névroglique avoisinant. Le tissu nerveux se compose d'un tissu névroglique lâche, formé de fines fibrilles, soit isolées, soit en fascicule et de nombreuses cellules araignées. Il occupe toute l'étendue du quatrième segment sacré, substance blanche et substance grise ; d'une manière générale il est très lâche aussi bien dans la substance blanche que dans la substance grise, très lâche surtout au niveau de la base de la corne antérieure, sans que cependant cet isolement des éléments constitutifs, soit dû à la disparition par nécrose de certains d'entre eux ; il se densifie dans la zone sous-pie-mérienne, au pourtour des vaisseaux, au pourtour des amas épendymaires. On n'aperçoit, ni formation nodulaire névroglique, ni densification avec nécrobiose de la névroglie, ni formation lacunaire. On ne voit, ni ancien foyer d'hématomyélie, ni hydromyélie. Les vaisseaux médullaires ont leur paroi épaissie par un travail ancien de fibrose, mais sans infiltration embryonnaire, sans envahissements de leurs parois externes par la névroglie. La pie-mère est fortement épaissie par un processus ancien ; elle englobe dans sa masse fibreuse les racines sacrées inférieures. Ces racines sont d'ailleurs fortement dégénérées ; cependant, surtout dans les racines postérieures, on aperçoit des névromes de régénération.

OBSERVATION XVIII

Raymond (*Clinique*, 1898, p. 367).

Homme, 43 ans, atteint dans le dos par la chute d'un gros madrier. En tombant il heurte violemment le sacrum contre un autre madrier.

Douleurs violentes. Anesthésie et paraparésie.

Rétention d'urine et des matières.

Dans la suite, persistance de l'anesthésie, hypoesthésie plutôt dans le territoire classique.

Cette hypoesthésie est totale, également marquée pour les divers modes de sensibilité.

Diagnostic : Lésion radiculaire (compression hémorrhagique de la queue de cheval) probable, hématomyélie du cône terminal possible.

OBSERVATION XIX

Bernhardt (*Berl. Klin. Woch.*, 1898).

Chute sur le siège d'un second étage ; incontinence des matières fécales, alternative de rétention et d'incontinence d'urine, anesthésie, périnéale. périanale, fessière, occupant également la partie postérieure de la cuisse et le fourreau de la verge. Rapports sexuels possibles, avec sensations voluptueuses conservées, mais éjaculation très tardive et très lente.

Diagnostic : Hématomyélie du cône terminal.

OBSERVATION XX

Huber (*Wiener med. Woch.*, 1888).

Ferblantier, 24 ans, tombe d'une hauteur de 5 à 6 mètres, assis sur le sol Pas de perte de connaissance, mais aussitôt après l'accident, douleurs violentes dans la région lombaire sacrée et coccygienne, ainsi que dans les jambes. Immédiatement aussi défécation involontaire et rétention d'urine.

Impotence fonctionnelle totale des membres inférieurs, ayant duré trois ou quatre semaines. A ce moment il put se lever seul, marcher aussi.

Dans la suite, persistance des phénomènes suivants : en arrière, anesthésie totale de chaque côté du pli interfessier, dans les nefs coccygiens et au-dessus de ce pli dans celui des branches postérieures des nerfs sacrés. Diminution notable de la sensibilité sur le reste de la région fessière des deux côtés et légère hypoesthésie dans le domaine du petit sciatique à la cuisse.

En avant le pénis et le scrotum seuls sont anesthésiés. Peu à peu retour complet de la mobilité normale des jambes. Incontinence rectale, rétention d'urine.

Demi-érections fréquentes, insuffisantes au dire du malade pour pratiquer le coït ; deux ou trois fois en plusieurs semaines, pollutions sans sensations voluptueuses : il ne s'agit pas d'éjaculation véritable, mais de flux de sperme par l'urèthre.

OBSERVATION XXI

Allen Star (*Americ, journal* 1892).

Traumatisme violent dans la région lombaire, paraplégie immédiate, fortes douleurs. Paralysie vésicale et rectale. Amélioration, puis guérison ultérieure des accidents moteurs. Persistance des troubles sphinctériens avec analgésie et thermo-anesthésie dans le territoire des branches postérieures des nerfs sacrés.

Diagnostic. — Hémorrhagie de la moelle sacrée.

OBSERVATION XXII

Schlesinger. (*Wiener Klin. W.* 1897, n° 47).

Femme, 61 ans, se plaint de douleur à la région du sacrum et de raideur du rachis. Bientôt troubles des sphincters, incontinance d'urine et des matières, anthésie du périnée et de la région anale.

Autopsie. — Carcinome de la 12e vertèbre dorsale et 1re lombaire. A la hauteur de cette dernière vertèbre la tumeur envahit le canal rachidien et comprime la moelle à hauteur du 4e segment sacré.

OBSERVATION XXIII

Schlesinger. *Wiener Klin, W.* (1897, no 47).

Homme. Troubles des sphincters, difficulté de l'émission des urines, parésie du détrusor urinœ, spasme du sphincter de la vessie et constipation opiniâtre. Le patient sentait la dilatation de la vessie pour uriner et avait conscience du passage des urines et des matières. Pas d'anesthésie du périnée

Autopsie. — Tumeur métastatique du cône au niveau de l'émergence des III et IV paires sacrées.

OBSERVATION XXIV

Rosenthal (*Wiener med. press* 1888).

Femme de 36 ans. A la suite de froid et de fatigues, diffi culter d'uriner, sensation pénible dans la région ano-génitale Quatre jours après retention d'urine (transformée un peu plus tard en incontinence) et constipation opiniâtre. Anesthésie absolue de la région péri-ano-génitale.

OBSERVATION XXV

Higier (***Deutsche Z f. Nerven*** 1896).

Femme de 28 ans, se précipite au cours d'un incendie du premier étage sur le sol. Chute sur le siège. Paraplégie douloureuse complète avec anesthésie des membres inférieurs. Rétentions vésicale et rectale.

Quelques jours après, plus de paraplégie ni d'anesthésie des membres inférieurs. Il ne reste plus qu'une anesthésie dissociée (tact normal) de la fesse et du périnée, de la partie postérieure de la cuisse et des muqueuses recto-vésico génitales.

La rétention d'urine et des fèces se transforme en incontinence. ***Statu-quo*** dans la suite,

OBSERVATION XXVI

A Schiff *(Zeitschrift 5. Klin. medicin)*.

Homme 38 ans Chute d'une hauteur de 7 mètres sur les pieds puis assis. Troubles moteurs des membres inférieurs ; ne durent que quelques jours. Rétention d'urine immédiate. Légère incontinence rectale pour les matières liquides. Erections normales. Anesthésie des régions fessière et sacrée inférieure, fémorale postérieure, de la moitié postérieure du scrotum et du périnée. Aucune douleur.

OBSERVATION XXVII

E. Bregman *(Neurol. Centralblatt.*, 1897).

Homme, 32 ans, tombe assis d'une hauteur de 5 mètres.

Paraplégie sensitivo-motrice, complète et douloureuse.

Rétention par incontinence de l'urine et des fèces

Disparition progressive des phénomènes moteurs et des douleurs.

Les troubles sphinctériens persistent.

Anesthésie périanale et coccygienne, analgésie dans la partie postérieure des cuisses.

Erection normales, ni coït, ni pollutions.

OBSERVATION XXVIII

Kœster *(Deustche Zeitschf, Nervenh* 1898*)*.

Sujet, 16 ans, travaille à genou 1/2 heure puis veut se relever : paraplégie incomplète, puis retention urinaire et fécale, l'incontinence survient bientôt.

Anesthésie ano-périnéo-scroto-fessière, face postérieure de la cuisse.

Motilité intacte, aucune douleur.

Plus d'érections.

OBSERVATION XXIX

Strozewski *(Gaz Elkanska* 1898*)*.

Femme, 50 ans, sans cause connue est subitement paraplégiée sensitivo-motrice. Rétention d'urine, incontinence fécale

Les troubles moteurs disparaissent. Il reste de la rétention urinaire et anesthésie du territoire classique.

OBSERVATION XXX

Schleip *(Inaug, Dissert.* 1898*)*.

Homme, 38 ans, chute sur le dos (7 mètres de haut). Troubles moteurs et anesthésie des jambes. Rétention, puis incontinence d'urine.

Disparition des troubles moteurs. Anesthésie uréthrale et rectale, et de la peau perinéo-ano-scrotale.

OBSERVATION XXXI

Schlomer (*Inaug, Dissert,* 1898).

Homme, chute sur le siège.

Paraplégie Incontinence vésicale et rectale.

Anesthésie du territoire classique. Impuissance génitale.

OBSERVATION XXXII (Résumée)

Dufour (*in thèse inaugurale* 1895).

Homme, 55 ans. Tout d'un coup douleurs violentes dans la région lombaire, peut cependant marcher, mais au bout de quelques heures ses jambes se dérobent sous lui.

Paraplégie complète, insensibilité complète des pieds qui sont brûlés sans qu'il le sente par des bouillottes trop chaudes.

Rétention d'urine, suivie le lendemain d'incontinence qui dura quinze jours au bout desquels ces phénomènes disparurent. Pas d'anesthésie de l'urèthre.

Constipation.

La sensibilité réapparait dans les jambes, ainsi que la motilité, surtout du côté gauche.

Rechute. — L'année suivante il rechute.

Réflexes. — Les réflexes rotuliens sont conservés, mais diminués du côté droit, les réflexes crémastériens sont abolis, ceux du tendon d'Achille également.

Motilité. – Les pieds peuvent être soulevés au-dessus du plan du lit

Les mouvements sont tous possibles, mais exécutés moins facilement à droite qu'à gauche.

Atrophie musculaire sur les fessiers droits, sur les muscles de la cuisse et de la jambe avec intégrité du quadriceps fémoral.

Sensibilité. — Fourmillements dans les pieds. Pas de dissociation de la sensibilité.

A partir de la région fessière en arrière et du pli de l'aine en avant, la sensibilité est un peu diminuée dans les deux membres inférieurs.

Fonctions génitales. — Les troubles des fonctions génitales se manifestent de nouveau.

Troubles trophiques. — Il se produit une hydarthrose des deux genoux, puis une eschare sacrée médiane qui guérit facilement.

Diagnostic. — Hématomyélie probable du renflement lombaire et du cône terminal. Symptômes objectifs analogues à ceux d'une lésion de tous les nerfs de la queue de cheval.

OBSERVATION XXXIII

Dr Valentini (*Zeitsch. f. Klin. medicin.* 1893).

Chute sur la poitrine, douleurs des reins, marche impossible, insensibilité des jambes, selles involontaires et rétentions d'urine. Cystite, eschares sacrée et talonière.

Première vertèbre lombaire douloureuse. Paralysie flasque des jambes.

Atrophie des muscles, surtout du quadriceps et des gastrocnémiens.

Réaction de dégénérescence, surtout pour le grand fessier. Anesthésie en avant jusqu'au pubis, en arrière jusqu'à la quatrième vertèbre lombaire.

Sensibilité intacte à la face interne des deux cuisses.

Anesthésie du pénis et du scrotum, testicules douloureux à la pression.

Hypéresthésie au-dessus de la zone anesthésiée. Incontinence d'urine, cystite. Tous les 3 jours évacuation non sentie des matières fécales.

Mort par infection de la vessie.

Autopsie. — Cône terminal et renflement lombaire sont intéressés, la compression siège au niveau de la douzième vertèbre dorsale et des deux premières lombaires.

La troisième paire nerveuse lombaire ne présente presque plus de fibres normales.

Au niveau du cône, il y a peu de filets nerveux dégénérés,

beaucoup moins que dans la partie immédiatement inférieure à la compression; sauf au niveau de la partie comprimée, les cellules des cornes antérieures étaient intactes.

Diagnostic. — Compression de la partie terminale de la moelle et du cône terminal par un traumatisme.

OBSERVATION XXXIV (Résumée).

Docteur Eulenbourg (*Zeitsch f. Klin. med.* 1891).

Femme, 36 ans. Il y a huit ans, à la suite d'une chute légère paralysie de la jambe droite.

L'année suivante douleurs violentes dans les reins, les fesses et la partie postérieure des cuisses.

Paralysie de la vessie et du rectum accompagnée de douleurs dans ces deux organes.

Trois ans après, douleur du sacrum à la pression surtout à la partie supérieure. Anesthésie occupant les régions postéro-internes des cuisses, le tiers moyen des jambes à la région postérieure, la plante des pieds et le bord externe de la face dorsale, la région supéro-interne des cuisses, l'anus, le périnée, les grandes lèvres.

L'anesthésie est plus marquée du côté droit.

Marche difficile, le pied gauche traîne.

Debout la malade vacille.

Atrophie des muscles du mollet et des cuisses du côté gauche; les trois derniers orteils sont en griffe.

Les réflexes rotuliens sont normaux ; tendon d'Achille aboli, plantaire très affaibli. fessier aboli.

Pas de réaction de dégénérescence.

Incontinence passagère de l'urine et des matières, insensibilité du rectum.

Traitement électrique. — Amélioration au bout de 4 mois et demi.

Diagnostic. - Lésion du cône terminal, allant du dernier nerf lombaire jusqu'à environ le quatrième nerf sacré

OBSERVATION XXXV

Docteur Lachmann (*Arch. fur. Psych. und Nervenkrank* 1882).

Homme, 46 ans, souffre depuis 2 ans de difficulté pour uriner. L'urine s'écoule goutte à goutte malgré de violents efforts et aussi involontairement. Constipation. Fourmillement dans les membres inférieurs.

A l'examen la vessie est dilatée ; il y a de la rétention d'urine. Quelques secousses fibrillaires dans les muscles du mollet. Douleurs vésicales très fortes. Eschare du sacrum.

Autopsie. - Le cône médullaire est transformé en une tumeur de 6 centimètres de hauteur environ, sur laquelle courent, sans y adhérer, les nerfs de la queue de cheval.

Il s'agit d'un gliome de la partie supérieure du filum terminale. Il n'y a pas de dégénérescence secondaire dans la moelle.

L'auteur rapporte les troubles vésicaux à une compression des nerfs de la vessie par la tumeur.

OBSERVATION XXXVI

Docteur Ollivier d'Angers (*Traité des maladies de la moelle épinière*, vol. I).

Homme, 40 ans, ayant reçu un coup de feu dans la région lombaire. Anesthésie absolue des parties postérieures, internes et antérieures des cuisses, du pénis et du scrotum. Incontinence d'urine. Il y a eu une guérison partielle.

OBSERVATION XXXVII

Docteur W. Osler (*The medical News*, 1888).

A la suite d'un accident remontant à 26 ans, anesthésie complète; paraplégie, paralysie des deux sphincters. Plus tard, le malade a récupéré la faculté de marcher, bien que sa jambe gauche soit restée un peu atrophiée. L'anesthésie complète du pénis, des bourses, du périnée, de la région inférieure des fesses et des parties avoisinantes, de la face postérieure des cuisses, s'est toujours maintenue. Impuissance génitale absolue. Les réflexes rotuliens et du crémaster sont conservés.

OBSERVATION XXXVIII

Dr Briddon rapportée par Dr Chipault (*Études de chirurgie médullaire*, 1894).

Homme de 30 ans. Flexion par poids considérable. Saillie excessive dorso-lombaire. Paraplégie motrice, plus marquée à gauche, avec incontinence d'urine et des fèces. Eschare sacrée, anesthésie et paralysie rectale ; anesthésie uréthrale.

A droite, extenseurs et fléchisseurs du genou sont très affaiblis; les fléchisseurs et extenseurs des orteils et du cou de-pied sont complètement paralysés.

A gauche, tous les muscles au dessous du genou sont paralysés,

Perte complète de la contractilité faradique au dessous du genou, des deux côtés et diminution de la contractilité galvanique.

Anesthésie au niveau des pieds, à la région fessière, au périnée, aux organes génitaux.

Au bout de deux mois, amélioration de tous ces troubles, sauf la vessie qui est restée stationnaire; le malade fait même un peu de cystite.

Au bout de quatre mois et demi, tous les muscles des jambes, surtout à gauche, présentent la réaction de dégénérescence.

Six mois après ablation des premier, deuxième, troisième arcs lombaires. Ouverture de la dure-mère. On ne trouve rien.

Mort en 48 heures avec élévation de température,

Le cône médullaire est écrasé et à ce niveau ainsi qu'au dessous de lui, les nerfs contenus dans une gangue cicatricielle. Les fibres des nerfs les plus centraux sont presque toutes dégénérées, celles des périphériques en bien moins grand nombre, surtout à gauche.

OBSERVATION XXXIX

Dr Koslow, rapportée par Bechterew.

Paysan tombe sur la glace et se contusionne les fesses, il ne peut se relever. Rétention d'urine et des matières fécales suivies de leur incontinence. Abolition des fonctions génitales. Les reflexes sont conservés.

Anesthésie des organes génitaux, de l'urèthre, des bourses, du périnée, des fesses, de la face postérieure des cuisses ; testicules douloureux à la pression. Le sphincter anal ne se contracte même pas par l'action du courant faradique. Incontinence de l'urine et des matières fécales. Ejaculations : le sperme s'écoule goutte à goutte.

OBSERVATION XL

Dr Lioubovitch, 1894.

Homme, 27 ans. Chute sur les fesses d'un deuxième étage. Difficulté de la marche, rétention d'urine, constipation suivie d'incontinence.

Douleurs lombaires. La troisième vertèbre lombaire fait saillie en arrière.

Anesthésie complète à tous les modes de la partie inférieure des fesses, de la région anale, du périnée, des bourses et du pénis. En arrière des cuisses l'anesthésie descend en pointe jusqu'au-dessus du creux poplité.

Réflexes rotuliens conservés, ceux du pied diminués, crémastériens et abdominaux normaux,

L'anesthésie persiste, tous les autres troubles disparaissent.

OBSERVATION XLI

Dr Hutchinson (*London Hosp. rep.*, vol. III).

Homme, 33 ans. Dislocation de la deuxième vertèbre lombaire. Paralysie des membres inférieurs, suivie d'une atrophie marquée des fessiers. Anesthésie du scrotum, du pénis, de l'urèthre, complète des jambes et des pieds, du périnée. Rétention d'urine et des matières.

OBSERVATION XLII

Dr Hamilton (*Dublin Quart. Jour. Med. Sc.*, vol. VI, 1848).

Homme, 25 ans. Fracture du corps et des lames de la deuxième vertèbre lombaire, avec compression de la moelle juste au dessus de la queue de cheval. Paralysie des membres inférieurs, sauf sur la partie antérieure des cuisses. Rétention d'urine. Cystite, mort au bout de deux mois par érysipèle.

DEUXIÈME SÉRIE. — **EPICONE**

OBSERVATION XLIII

Dr Minor (Epicône médullaire).

Maréchal ferrant, âgé de 32 ans. Tombé en état d'ivresse complète sur la fesse droite, d'une hauteur de 2 mètres environ. Paralysie instantanée de la jambe gauche ; paralysie progressive de la jambe droite. Douleurs très intenses au sacrum, aux jambes et aux pieds. Les réflexes rotuliens sont conservés dès le début. La vessie est normale. Amélioration lente. Comme phénomènes durables, il reste une paralysie complète, avec atrophie et anesthésie dans le domaine des deux nerfs sciatiques poplités externes.

Cette observation doit être expliquée, à mon avis, par une lésion de la queue de cheval, sous forme d'hémorragie dans le domaine de la 1re et 2e racine sacrée.

OBSERVATION XLIV.

Dr Minor, de Moscou (Epicône médullaire).

Ouvrier d'une fonderie, âgé de 46 ans. Après avoir relevé une barre métallique très lourde, ressent une vive douleur dans le dos accompagnée d'une paralysie brusque des deux jambes, en même temps que des douleurs intenses au bas des reins et aux jambes. Rétention d'urine nécessitant un cathétérisme. L'anesthésie atteint tous les modes de la sensibilité au même degré ; en haut elle est en selle de cheval, en bas elle affecte les branches du sciatique. Un examen attentif pratiqué quelques jours après l'accident a montré que le maximum de la paralysie et de l'anesthésie intéresse le plexus sacré et notamment les deux nerfs poplités externes La jambe gauche est plus atteinte que la droite. Le réflexe rotulien est normal à droite, affaibli à gauche. A partir du deuxième jour, la vessie est normale. Au bout de quinze jours le malade est capable de se tenir debout. La sensibilité revient normale dans les parties les plus élevées, elle reste troublée seulement dans les parties plus périphériques et notamment du côté gauche. Les réflexes rotuliens sont revenus à la normale. Lorsque le malade se met à marcher, on constate une paralysie complète et durable du nerf poplité externe. Steppage. Pied équin.

Dans cette observation, la prédominence des douleurs, l'unilatéralité de la paralysie motrice sans d'autres symptômes se rattachant au type de Brow-Sequard et l'affection de tous les modes de la sensibilité plaident, comme dans l'observation précédente, en faveur d'une hémorrhagie subdurale de la région de la queue de cheval L'intégrité des sphincters et des réflexes rotuliens en présence d'une paralysie complète du nerf sciatique poplité externe, permet de diagnostiquer avec assurance la lésion de la 1re et de la 2e racine sacrée Le processus a été évidemment plus intense dans la moitié inférieure de cette région, c'est-à-dire plus près du cône médullaire, puisque nous avons eu, comme phénomènes de voisinage pendant les premiers jours de la maladie, l'affection des sphincters et une anesthésie en selle.

OBSERVATION XLV

Dr Minor, de Moscou (Epicône médullaire).

Tailleur, âgé de 35 ans. Chute en état d'ivresse, du troisième étage dans un monceau de neige, sur le siège. Contusions multiples. Sensibilité à la pression et proéminence de la douzième vertèbre dorsale. Dès les premiers jours on constate l'intégrité des deux nerfs cruraux et saphènes, en même temps qu'une paralysie complète des deux nerfs sciatiques poplités externes et une faiblesse des fléchisseurs de la cuisse. Les réflexes rotuliens sont exagérés des deux côtés. Anesthésie très prononcée des deux côtés portant le caractère syringomyélique d'une dissociation des deux jambes et des pieds et affectant la partie extérieure. Au début de la maladie, il y eut rétention de l'urine, mais au bout de quinze jours la vessie redevint normale Amélioration rapide de l'état général et des mouvements des fléchisseurs des cuisses, mais la paralysie persiste dans les deux nerfs poplités externes et on y constate un affaiblissement notable de l'excitabilité électrique. Démarche de steppeur. Pas de douleurs dans le cours de la maladie, sauf celles du début.

Dans cette observation la symétrie de la paraplégie dès le début de l'affection, la proéminence de la douzième vertèbre dorsale et la participation initiale des sphincters démontrent que la lésion se trouve à l'intérieur du canal vertébral. D'autre part l'absence de douleurs, la localisation précise du processus dans le domaine des deux sciatiques poplités externes, l'affaiblissement de l'excitabilité électrique et la dissociation syringomyélique de la sensibilité, tout cela permet de diagnostiquer avec grande probabilité un processus intramédullaire, et notamment de la substance grise centrale La localisation du foyer est nettement déterminée ici en bas par l'intégrité des sphincters, en haut par l'intégrité des réflexes rotuliens. Le foyer est situé par conséquent entre le cinquième segment lombaire et le troisième sacré et correspond principalement à la 1re et à la 2e racine sacrée. Je crois qu'il s'agit, dans ce cas, d'une hématomyélie centrale.

OBSERVATION XLVI

Dr Minor, de Moscou (Epicône médullaire).

Charpentier, âgé de 18 ans. Fatigue et chute en avant d'un petit monticule. Immédiatement après la chute il se développe rapidement une faiblesse des jambes qui va en croissant pendant six jours jusqu'à la paralysie complète et s'accompagne de douleurs intenses aux mollets, aux reins et aux articulations des jambes. La vessie est normale. A partir du sixième jour amélioration progressive lente, de sorte qu'au bout de deux mois le malade commence à marcher, se tenant au mur.

Steppage très prononcé des deux pieds, par suite d'une paralysie complète du nerf sciatique poplité externe du côté droit et d'une paralysie complète du même nerf du côté gauche. Atrophie interne des muscles des deux jambes avec réaction de dégénérescence grave. Les cuisses sont normales. Les réflexes rotuliens restent toujours exagérés.

Troubles de la sensibilité, sous forme de thermo-anesthésie isolée, tandis que la sensibilité tactile et douloureuse est intacte. La paralysie des nerfs sciatiques poplités externes persiste au moment où le malade quitte l'hôpital.

Dans cette observation également l'intégrité des réflexes rotuliens et des sphincters marque nettement les limites supérieure et inférieure du foyer pathologique. L'existence d'une thermo-anesthésie isolée, d'une part et des douleurs initiales d'autre part, permet de supposer que parallèlement à l'affection centrale du 1er et du 2e segment sacré de la moelle épinière, il existait dans ce cas une irritation des racines correspondantes du moins au début de la maladie.

OBSERVATION XLVII ¹

Dr Minor, de Moscou (Epicône médullaire).

Charpentier, âgé de 19 ans. Chute d'une hauteur de 12 mètres. Perte de connaissance Fracture de trois côtes et d'un bras, rupture du tympan d'une oreille et paralysie complète des deux membres inférieurs avec rétention d'urine. Amélioration rapide du côté de la vessie. Les réflexes rotuliens sont conservés

Amélioration lente des parésies, à l'exclusion des régions innervées par le plexus sacré. Parésie très prononcée des muscles fessiers. Lorsqu'au bout de quinze jours le malade commence à marcher, à l'aide des béquilles, on constate une lordose très prononcée et une démarche de canard. Parésie des fléchisseurs des cuisses.

Paralysie complète des deux nerfs sciatiques poplités externes avec atrophies intenses et R D., surtout du côté droit. Aux cuisses on constate seulement un abaissement quantitatif de l'excitabilité électrique des fléchisseurs. Les sphincters sont intacts.

Troubles de la sensibilité. tantôt sous forme de thermo-anesthésie isolée, tantôt sous forme d'anesthésie complète

La paralysie des nerfs sciatiques poplités externes persiste même au bout de neuf mois après l'accident, époque où le malade quitte l'hopital

Dans cette observation initiale de la vessie l'allusion au type de Brown-Séquard, la paralysie motrice plus prononcée à droite, l'anesthésie prédominante à gauche, la dissociation syringomyèlique de la sensibilité permettent, je crois, de faire le diagnostic d'une hématomyélie centrale au niveau de la 1re et de la 2e racine sacrée.

OBSERVATION XLVIII (Résumée).

Kocher (Epicône médullaire).

Traumatisme avec paroplégie inférieure, perte des réflexes rotuliens et paralysie de la vessie au début de l'accident. Plusieurs jours après les réflexes et la vessie reviennent à la normale et il ne reste qu'une paralysie durable dans le domaine des hanches du plexus sacré. Kocher fait le diagnostic de lésion du niveau du 2e segment sacré.

OBSERVATION XLIX (Résumée).

Müller (Epicône médullaire).

A la suite d'un saut d'une hauteur de quatre mètres, on voit se développer une paralysie des membres inférieurs et de la vessie. Au bout de 2 mois, les sphincters sont normaux, les réflexes rotuliens sont exagérés, et il reste en même temps une paralysie très prononcée et durable des deux nerfs sciatiques poplités externes, des muscles, fessiers, lordose, etc ; dissociation de la sensibilité, Diagnostic : Hématomyélie centrale dans la partie supérieure de la région sacrée, là notemment où sont situées les cellules des nerfs fessiers et poplités externes.

OBSERVATION L (Résumée)

Müller (Epicône médullaire).

Coup très fort dans le sacrum. Résultat : paralysie du nerf sciatique poplité externe du côté droit avec R. D. Les réflexes rotuliens sont exagérés Les sphincters sont normaux.

Diagnostic : compression de la queue de cheval du côté droit.

OBSERVATION LI

Wagner et Stolper (Résumée).

Traumatisme suivi d'une paraplégie inférieure, d'une paralysie de la vessie et de l'abolition des réflexes rotuliens. L'évolution de la maladie fut assez grave. Au bout de trois mois, il reste une paralysie durable avec R. D. dans le domaine des deux nerfs sciatiques poplités externes. Les réflexes rotuliens et la vessie reviennent à la normale.

CONCLUSIONS

1° Il convient de distinguer les lésions de la moelle de celle des nerfs de la queue de cheval, parce qu'elles se traduisent par une symptomatologie spéciale ;

2° Les lésions de la moelle peuvent donner lieu à deux syndromes distincts, celui du cône et celui de l'épicône ;

3° Le syndrome du cône terminal est constitué par :

a) Des troubles des sphincters (vésical et anal), des troubles des fonctions génitales et par des zones d'anesthésie localisée ;

b) Le plus souvent, on observe aussi des troubles de la motilité et des douleurs violentes, ainsi que des troubles trophiques (eschares, pieds-bots, ichtyose), parce que des lésions radiculaires sont venues se surajouter aux lésions médullaires ;

4° Le syndrome de l'épicône se distingue de celui du cône par les quatre caractères suivants :

a) Intégrité des sphincters ;

b) Intégrité des réflexes rotuliens ;

c) Abolition du réflexe du tendon d'Achille ;

d) Douleurs sciatiques doubles persistantes ;

5° Le syndrome du cône terminal est le résultat des lésions portant sur la partie inférieure de la moelle seule, le segment médullaire étant délimité en haut par la 3ᵉ sacrée et mesurant environ 1 cent. 1/2 de hauteur;

6° Le syndrome de l'épicône est la traduction clinique de lésions portant sur cette région de la moelle située immédiatement au dessus du cône et correspondant par sa partie inférieure à la 3ᵉ sacrée et par sa partie supérieure à la 4ᵉ lombaire ;

7° Ces deux syndromes s'accompagnent quelquefois de lésions de la queue de cheval ; ils peuvent également évoluer l'un vers l'autre et, suivant le cas, exécuter une marche descendante ou ascendante. Cette dernière forme semble la plus fréquente ;

8° Bien que ces trois syndromes soient le plus souvent associés, ils sont chacun nettement caractérisés par une symptomatologie spéciale, qui permet de différencier, d'une part, les lésions du segment médullaire des lésions périphériques de la queue de cheval et, d'autre part, les lésions du cône de celles de l'épicône.

Vu : *Le Président*,

DÉJERINE.

Vu : *Le Doyen*,

DEBOVE.

Vu et permis d'imprimer :

Le Vice-Recteur de l'Académie de Paris,

L. LIARD.

INDEX BIBLIOGRAPHIQUE

Bazy. — Congrès français de chirurgie, 1891.

Bellencontre. — Contribution à l'étude des kystes hydatique de la moelle épinière, thèse de Paris, 1878.

Bernhardt. — Arch. f. psych. und nerv , 1884.

Blume. — Affections du cône terminal, Soc St-Pét. 1899.

Brœntigam. — Anatomie comparée sur le cône, A. N., 1894.

Bregman. — Affection de la partie inférieure de la moelle, N. Centr., 1897, p. 887. — Cône médullaire-hémato-myélie, Soc. Varsovie. 1901. — Tuberculose du cône terminal, Soc Varsovie, 1901.

Cestan. — Soc. neurol., 1899

Cestan et *Oberthür*. — Congr. neurol de Grenoble, 1902.

Clemens. — Affections de l'extrémité inférieure de la moelle, D. Z f. N. IX.

Curcio. — Lésions du cône terminal et de la queue de cheval (Ann. de méd. navale, 1901).

Debierre. — La moelle épinière et l'encéphale.

Dejerine. — Semeiologie du système nerveux (Pathologie générale de Bouchard, 1895, t. V. — Compression du cône terminal (Traité de médecine, Brouardel et Gilbert, 1897, t. IX).

Déjerine et *Thomas*. — Terminaison du faisceau pyramidal croisé (Arch. Physiologie vers 1896-97)

Dufour. — Contribution à l'étude des lésions de la queue de cheval, thèse Paris, 1896.

Elliot. — New-York, Méd. J., 1895.

Féré. - Etude anatomique et critique sur les nerfs des plexus spinaux (Arch. de neurol, 1883, p. 332).

Fleury (de). — Contribution à l'étude du syndrome du cône terminal, thèse Bordeaux, 1901

Gegenbauer. — Traité d'anatomie humaine, 1889

V. Gehuchten. — Anatomie du système nerveux de l'homme, 1897.

V. Gehuchten et *Labouschine*. — Recherches sur la limite supérieure du cône terminal, Névraxe, 1901.

Gierlich. — Affections isolées des racines lombaires inférieures et premières sacrées. Deutsche Zeitschrift f. Nervenheilkunde, décembre 1900.

Gordon. — Pathologie du cône médullaire, Rev. psych, 1897, nº 11.

Huschberg. — Maladies du cône terminal, D. Z. f. N., 1901.

Jaboulay. — Paralysies du cône terminal par rachicocaïnisation, Soc. méd., Lyon, 1902.

Joffroy. - Soc. anat., 1871.

Kienbœck. — Lésions traumatiques du cône médullaire, Club. Méd. Vienne, 1900

Kirchoff. - Arch. f. psych. und Nerven krankheiten, 1884.

Kopcynski. — Cône médullaire, hémorrhagie, Soc. Varsovie, 1901.

Köster. — Côné médullaire. Diagnostic avec les affections de la queue de cheval, D. Z. f. N., t. IX, p. 431. — Affections du cône terminal, D. Z. f. N, t. XII, 1898.

Labin. — Affections du cône terminal, Wien-Klin, W., n° 10, 1898.

Lackmann. — Arch. für Psych. und Nerv., 1882

Laignel-Lavastine. — Cône terminal et épicône, hématomyélie, R. N., 1900, p. 1117.

Laynet. — N. cent., 1896.

Léon (J. de). — Affections du cône terminal et de l'épicône. *Congrès Montevideo,* 1901.

Lépine. — Etude sur les hématomyélies, th. Paris, 1900.

Lubovitch. — Symptomatologie des lésions du cône médullaire et de la queue de cheval, R. N. 1895, p. 20.

Mafuci. — La pathologie de la queue de cheval et du cône terminal Soc. édit. D. A., Roma 1893.

Massary (de). — Lésions du cône terminal et de la queue de cheval, Soc. méd hôp., juillet 1901.

Meczkowski. — Hématomyélie du cône médullaire, Soc. Varsovie, 1900.

Mingazzini. — Experimenteller beitraz zur physiopathologie der cauda equina und der conus medullaris, Archiv. itali de Biol, 1898-99.

Minor. — Epicône médullaire : lésions traumatiques, Congrès Paris, 1900. — Cône terminal et épicône, D Z. f. N., 1901.

Mirallié et *Malherbe.* — Lésion du cône terminal, Gaz. méd., Nantes, 1899, p. 309.

Müller. — Pathologie et anat path. de la partie inférieure de la moelle, D. Z. f. N., 1901.

Onuf. — Moelle sacrée, disposition et rôle des cellules, Journ. Off. neurol., 1899.

Oppenheim. — Arch. f. psych. und Nerv, 1888.

Poirier. — Traité d'anatomie humaine, 1902.

Phulpin. — La sciatique scoliose alternante et homologue, thèse Paris, 1895.

Raymond. — Cône terminal. Hématomyélie, clin. I, IV, VI. — Cône médullaire. Icon, Salpêtrière, 1902. — Handbuch der pathologischen anatomie der Nervensystem, 1904.

Raymond et *Cestan.* — Cône terminal affect traumatiques, Gaz. hôp., 1902, n° 79. — Myélite du cône terminal, Soc. neurol. Paris, juillet 1902.

Ramon y Cajal. — Structure fine du cône terminal, Rev. trim. microg. 1898.

Rozenfeld. — Lésions du cône médullaire et de la queue de cheval, D. Z. f. N. 1902.

Sarbo — Arch. f. Psych. Neurol., 1893.

Schift. — Lésions du cône terminal, Rev. Neurol., 1896, p. 185.

Schlesinger. — Lésions de la partie inférieure de la moelle, Soc. Imp Roy. Méd. Vienne. — Hématomyélie du cône médullaire, Club. méd. Vienne, p. 69, 1898. — Cône médullaire, Soc. psych. neurol. Vienne, mai 1899,

Sippy. — Lésions du cône médullaire et de la queue de cheval, Journ. off. ann. méd. ann. 1902.

Souques. — Cône terminal. Lésions traumatiques des nerfs, Rev. neurol., 1899, p. 917.

Testut. — Traité d'anatomie humaine, 1901.

Tillaux. — Traité d'anatomie humaine.

Thorburn. — Brains, 1888.

Touche. — Cône médullaire, Ann. méd. clin. centr., janv. 1903.

Westphal. — Berlin, Klin. W., 1865.

Wagner et *Stolper*. — Deutsch chirurgie, p. 191.

Velder. — Affections du cône médullaire et de la queue de cheval, thèse Erlongen, 1897.

Vizioli — Contribution à la pathologie du cône médullaire et de la queue de cheval, Acad. méd. clin. Napoli, 1898.

Zinguerle. — Maladies de l'extrémité inférieure de la moelle sacrée. Anatomie pathologique, Journ. of. Psych., 1899.

TABLE DES MATIÈRES

Imprim. de la Faculté de Médecine, H. Jouve, 15, rue Racine, Paris

www.ingramcontent.com/pod-product-compliance
Ingram Content Group UK Ltd.
Pitfield, Milton Keynes, MK11 3LW, UK
UKHW022108260726
13993UKWH00001B/387